Optimierte Arzneimitteltherapie

Reihenherausgeber:
Monika Schäfer-Korting

Springer-Verlag Berlin Heidelberg GmbH

Obstipation und Diarrhö

Dieter J. Ziegenhagen   Wolfgang Kruis

Grundlagen und Therapie

Mit 7 Abbildungen und 31 Tabellen

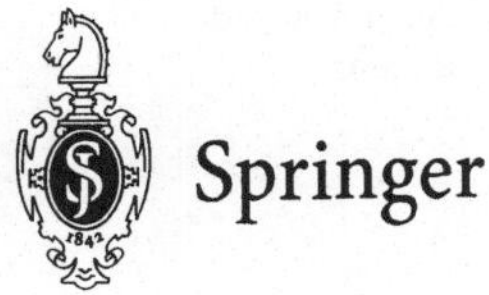

Springer

Professor Dr. Monika Schäfer-Korting
FB Pharmazie-Institut Pharm. II
Pharmakologie und Toxikologie
Freie Universität Berlin
Königin-Luise-Straße 2+4
14195 Berlin

Priv.-Doz. Dr. med. Dieter J. Ziegenhagen
Leitender Gesellschaftsarzt
DKV AG
Aachener Straße 300
50933 Köln

Prof. Dr. med. Wolfgang Kruis
Chefarzt der inneren Abteilung
Evangelisches Krankenhaus Kalk
Buchforststraße 2
55103 Köln

ISBN 978-3-540-67893-9

Die Deutsche Bibliothek - CIP-Einheitsaufnahme
Ziegenhagen Dieter J.: Obstipation und Diarrhoe: Grundlagen und Therapie / Dieter J. Ziegenhagen; W. Kruis. - Berlin; Heidelberg; New York; Barcelona; Hongkong; London; Mailand; Paris; Tokio: Springer 2002
   (Optimierte Arzneimitteltherapie)
   ISBN 978-3-540-67893-9   ISBN 978-3-642-56406-2 (eBook)
   DOI 10.1007/978-3-642-56406-2

Umschlaggestaltung: de'blik, Berlin
Satz: AM-productions GmbH, Wiesloch

SPIN: 10647804   14/3130 - 5 4 3 2 1 0

Geleitwort

Arzneimittel haben in den letzten Jahrzehnten zunehmend an Bedeutung in der Behandlung von Krankheiten gewonnen. Dies gilt für unterschiedliche Gebiete, nicht nur die Innere Medizin sondern auch für die Bereiche Gynäkologie, Urologie, Dermatologie und viele andere. So konnte die Zahl der operativen Eingriffe im Rahmen von Ulzera des Gastrointestinaltrakts durch die Einführung der H2-Antihistaminika ganz wesentlich reduziert werden. Moderne Zytostatika bedeuten nicht nur eine deutliche Lebensverlängerung, sondern steigern auch die Lebensqualität bei bis in die jüngste Zeit weitgehend therapieresistenten Tumoren. Als Beispiel sei die Wirksamkeit von Paclitaxel beim Ovarialkarzinom genannt.

Obgleich dies einen erheblichen Fortschritt bedeutet, der sich allein mit der besseren Wirksamkeit der modernen Wirkstoffe – also ihrem hohen Nutzen – erklären lässt, stößt die Arzneimitteltherapie dennoch zunehmend auf Vorbehalte der Patienten. Dies ist eine Folge des immer stärkeren Bewusstwerdens um Gefahren, die von diesen stark wirksamen Pharmaka ausgehen können, d. h. den Arzneimittel-Risiken. Im Sinne einer Überreaktion sehen allerdings viele Laien, aber auch manche Ärzte im besonderen Maße auf die Risiken und vernachlässigen den Nutzen einer effizienten Arzneimitteltherapie. Eine sorgfältige Nutzen/ Risiko-Analyse bezogen auf den einzelnen Patienten, seine spezielle Erkrankung und die zu erwägenden Wirkstoffe erlaubt eine rationale Arzneimitteltherapie, die den größtmöglichen Erfolg sichert.

Mit dem vorliegenden Werk, einem Band der Buchreihe „Optimierte Arzneimitteltherapie", soll medizinischen Fachkreisen, vor allem Ärzten und Apothekern, der Zugang zur rationalen und damit optimierten Arzneimitteltherapie bestimmter, in der Praxis wichtiger Erkrankungen erleichtert werden. Ausgewiesene Experten aus den jeweiligen Fachgebieten bewerten die heute verfügbaren Therapieansätze unter streng wissenschaftlichen Kriterien. Darüber hinaus lassen sie aber auch die eigene Einschätzung nicht zu kurz kommen. Gestützt auf dieses Expertenwissen wird der Leser in die Lage versetzt, eine eigene individuelle Bewertung für seinen Patienten vorzunehmen. Obgleich Nutzen und Risiko („Nutzen-Risiko-Relation") bei diesem Werk ganz im Vordergrund der Betrachtung stehen, wird auch die finanzielle Komponente der Arzneimitteltherapie nicht außer Acht gelassen. So enthalten die Werke auch Angaben zu den Therapiekosten – soweit dies angesichts des noch unterentwickelten Gebietes „Pharmakoökonomie" zum heutigen Zeitpunkt möglich ist (Aufwand-Nutzen-Relation; vgl. Korting, HC, Schäfer-Korting M (eds). The Benefit/Risk Ratio. A Handbook for the rational Use of Potentially Hazardous Drugs. CRC Press, Boca Raton, 1998).

Mein Dank als Herausgeberin gilt insbesondere den Autoren, ohne deren besonderen Einsatz diese Reihe nicht zustande kommen könnte. Nur die Bereitschaft einer so großen Zahl von Experten zur Mitwirkung macht diese Buchreihe möglich. Sie wäre aber auch nicht realisierbar ohne das hohe Engagement des Springer-Verlages, insbesondere von Herrn Dr. Mager, das vom autorisierten Umgang mit dem heute besonders großen Wagnis über die kompetente und vor allem rasche Herstellung bis zur adäquaten Distribution reicht. Danken möchte ich an dieser Stelle auch meiner Sekretärin, Frau Sandow, ohne deren geduldiges und perfektes Management die organisatorische Abwicklung auf große Probleme gestoßen wäre.

Berlin, im Januar 1999   Prof. Dr. MONIKA SCHÄFER-KORTING

Vorwort

Probleme mit dem Stuhlgang gehören insbesondere bei älteren Menschen zu den häufigsten Gesundheitsstörungen. Mit überwiegend rezeptfreien Medikamenten und Diätetika zur Selbstbehandlung werden in Deutschland jährlich Umsätze im Milliardenbereich erzielt.

Außer zu lebensbedrohlichen akuten Durchfallerkrankungen finden sich in der Literatur nur wenig gesicherte Erkenntnisse über die Behandlung von Diarrhö und Obstipation, die einen akzeptablen Evidenzgrad im Sinne der Evidenz-basierten Medizin aufweisen. Eine Ursache liegt sicher darin, dass die Behandlung ganz überwiegend in Praxen stattfindet und nicht in forschungsorientierten Spezialeinrichtungen.

Aussagefähige kontrollierte Studien sind besonders bei den funktionellen Stuhlsymptomen durch ein hohes Ansprechen auf Plazebo und die stark fluktuierende Symptomatik schwierig durchzuführen.

Die vorliegende Darstellung erhebt nicht den Anspruch, jede Situation, in der es zu Stuhlunregelmäßigkeiten kommen kann, umfassend abzuhandeln. Vielmehr soll eine auf das notwendige Maß reduzierte, individuell angepasste und optimierte, wenn möglich Evidenz-basierte Arzneimitteltherapie aufgezeigt werden, die zu einer Verbesserung der Lebensqualität der Patienten beiträgt.

Köln, im Oktober 2001   PD Dr. Dieter J. Ziegenhagen
Prof. Dr. Wolfgang Kruis

Inhaltsverzeichnis

Akürzungsliste

CDC	Centers for Disease Control
DGVS	Deutsche Gesellschaft für Verdauungs- und Stoffwechselerkrankungen
EMG	Elektromyogramm
FDA	Food and Drug Administration
IBS	Irritable bowel syndrome, Reizdarmsyndrom
IDMEC	Interdigestiver myoelektrischer Komplex
MMC	Migrierender myoelektrischer (bzw. Motor-)Komplex
NSAR	Nichtsteroidale Antirheumatika
PCR	Polymerase chain reaction
PEG	Polyethylenglykol
RT	Reverse Transkriptase
STC	Slow transit constipation
VIP	Vasoactive intestinal polypeptide

1 Medizinische Grundlagen

1.1 Anatomie und Physiologie des Darms

Der menschliche Dünndarm ist 240–320 cm lang und gliedert sich in die drei Abschnitte Duodenum, Jejunum und Ileum. Schleimhautfalten, Zotten und die aus Fortsätzen der Epithelzellen gebildeten Mikrovilli vergrößern die resorptive Darmoberfläche auf mehr als 300 m^2. Im Dünndarm wird der Nahrungsbrei mit den Sekreten aus Schleimhautzellen und Bauchspeicheldrüse sowie der Gallenflüssigkeit durchmischt. Die in Mund und Magen begonnene Verdauung von Kohlenhydraten, Fetten und Proteinen wird im Lumen und in den Schleimhautzellen des Dünndarms vervollständigt.

Eine bakterielle Besiedlung ist im gesamten Darm nachweisbar. Während die sogenannte physiologische Darmflora im oberen Jejunum nur aus säureresistenten grampositiven Keimen mit einer geringen Dichte bis zu 10^4 Bakterien pro ml Darminhalt besteht, finden sich im Dickdarm auch beim Gesunden überwiegend gramnegative anaerobe Bakterien mit einer millionenfach höheren Dichte von 10^{10}–10^{12}/ml.

Der Dickdarm, das Kolon, ist 80–120 cm lang und wird unterteilt in Appendix, Zökum, aufsteigenden Anteil (Colon ascendens), querverlaufenden Anteil (Colon transversum), absteigenden Anteil (Colon descendens), einen S-förmigen Abschnitt (Colon sigmoideum) sowie den Enddarm (Rektum) und mündet in den After (Anus). Abbildung 1 zeigt eine schematische Übersicht der verschiedenen Darmabschnitte.

Im Gegensatz zum Dünndarm bildet die Kolon-Schleimhaut keine Zotten. Vor allem werden hier Wasser, Natrium und andere Mi-

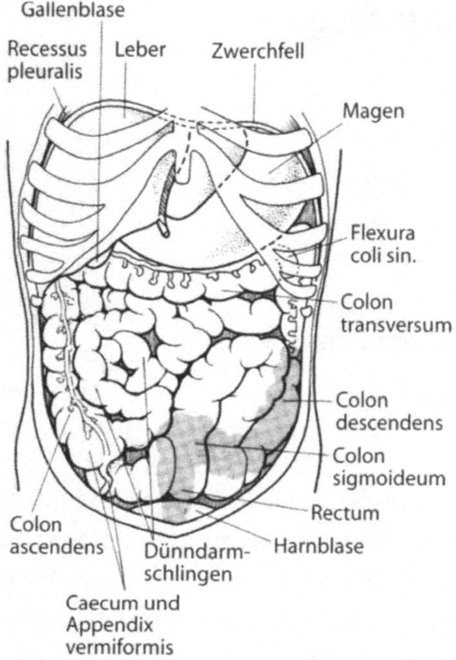

Abb. 1. Schematische Darstellung der anatomischen Darmabschnitte

neralstoffe resorbiert. Komplexe Regelmechanismen steuern das Gleichgewicht von Flüssigkeitsaufnahme (Resorption) und Flüssigkeitsabsonderung (Sekretion) im Gastrointestinaltrakt. So gelangen täglich etwa 9 l Flüssigkeit in den Dünndarm. Davon stammen aber nur durchschnittlich 1,5 l aus der oralen Aufnahme in Form getrunkener freier oder in Nahrungsmitteln gebundener Flüssigkeit. Eine fünffache Menge (6–8 l) kommt hinzu an Flüssigkeiten, die im Tagesverlauf von Speicheldrüsen, Magen, Bauchspeicheldrüse, Leber (Gallensaft) und Dünndarm sezerniert werden. Von diesem Gesamtvolumen werden 90% im Dünndarm und 8% im Dickdarm rückresorbiert, so dass der tägliche Stuhl nicht mehr als 100–150 ml Wasser enthält. Tabelle 1 zeigt die ungefähre Zusammensetzung normalen Stuhls bei durchschnittlicher Ernährung.

Auffällige Veränderungen des Stuhlgangs im Sinne von Diarrhö oder Obstipation treten auf, wenn die Flüssigkeitsbilanz, die motorische Aktivität des Darms oder beide Faktoren gestört sind.

Tabelle 1. Anhaltswerte zur normalen Stuhlzusammensetzung

	% Gesamtgewicht
Wasser	75
Feste Bestandteile	25, *davon* % der festen Bestandteile
Cellulose und andere unverdauliche Nahrungsanteile	50
Bakterien	30
Anorganisch (Calcium/Phosphate)	15
Fett und Fettderivate	5
Desquamierte Epithelien, Schleim, Enzyme	<5

Die Bewegungsvorgänge im Verdauungstrakt sind sehr komplex und beim Menschen nur mit großem methodischem Aufwand im Detail zu untersuchen. Obwohl erhebliche Unterschiede zwischen den einzelnen Abschnitten bestehen, lassen sich in allen Anteilen drei Grundmuster unterscheiden:

- Propulsive (vorwärtstreibende) Kontraktionen befördern den Darminhalt analwärts.
- Segmentale und retropulsive (rückwärtstreibende) Kontraktionen zerkleinern und durchmischen ihn.
- Tonische Kontraktionen bewirken durch die Änderungen der Wandspannung eine Anpassung an das Volumen des Inhalts und steuern in den Hochdruckzonen der Sphinkteren den Übertritt von einem Abschnitt des Gastrointestinaltraktes zum nächsten.

Das – immer noch lückenhafte – Verständnis der physiologischen menschlichen Darmmotorik und ihrer Steuerung durch vegetatives und enterisches Nervensystem sowie hormonelle Regelkreise beruht wesentlich auf der technischen Weiterentwicklung direkter Messverfahren zur Langzeit-Druckmessung im Darmlumen (Manometrie mit flüssigkeitsgefüllten Kathetern oder elektronischen Mikrotransducern) und zur Ableitung der elektrischen Muskelaktivität (EMG).

Mit diesen Methoden konnte bei gesunden Personen im *Dünndarm* während der Nüchternheit ein regelmäßiges Motilitätsmuster nachgewiesen werden. Es besteht aus 3–4 Phasen unterschiedlicher myoelektrischer Aktivität, die alle 75–90 Minuten wiederkehren und auch als interdigestiver myoelektrischer Komplex (IDMEC) bezeichnet werden. Neben der Phase I mit weitgehender myoelektrischer und motorischer Inaktivität treten in den Phasen II und IV, vor und nach der aktivsten Phase III, teils irreguläre, aber auch geclusterte motorische Aktionen auf. In der Phase III des IDMEC kommt es dann für 3–6 Minuten zu anhaltender myoelektrischer Aktivität mit kräftigen, regelmäßigen Kontraktionen. Diese wandern „wellenartig" vom Magen bis in den Ileozökalbereich. Man spricht daher auch vom migrierenden myoelektrischen oder Motor-Komplex (MMC). Dieser MMC bewirkt eine effiziente Entleerung des Dünndarms und wird daher auch als „Hausmeister des Dünndarms" bezeichnet (Code u. Schlegel 1974).

Manometrische Untersuchungen an Gesunden ergaben auch, dass *postprandial* – also nach Nahrungsaufnahme – im Dünndarm segmentierende Bewegungen vorherrschen, bei denen die alternierende Kontraktion und Erschlaffung kurzer (5–12 cm) benachbarter Abschnitte für eine gute Durchmischung des Nahrungsbreis sorgt. Im Jejunum können diese segmentierenden Kontraktionen so häufig auftreten, dass man von einem „1-Minuten-Rhythmus" spricht. Ein nur langsamer Vorschub des Dünndarminhalts resultiert daraus, dass die Häufigkeit dieser Bewegungen vom Anfang des Jejunums bis zum terminalen Ileum allmählich abnimmt und so immer etwas mehr vor- als zurücktransportiert wird (McCallum 1996).

Die Kontraktionswellen des MMC werden nicht im *Dickdarm* fortgeleitet. Sowohl im nüchternen Zustand als auch postprandial herrschen hier segmentale Kontraktionen vor. Bei Röntgenaufnahmen oder Durchleuchtung des Kontrastmittel-gefüllten Dickdarms sind die jeweils kontrahierten, enggestellten Segmente wie in Abbildung 2 als sog. Haustren gut zu erkennen. Diese regelmäßige Anspannung und Erschlaffung der Ringmuskulatur des Kolons „knetet" den Stuhl und erleichtert damit die Resorption von Wasser und Elektrolyten. Die Vorschubgeschwindigkeit des Darminhalts durch die haustrierenden Kontraktionen liegt nur bei 5–10 cm pro Stunde, mit leicht zunehmender Tendenz nach Nah-

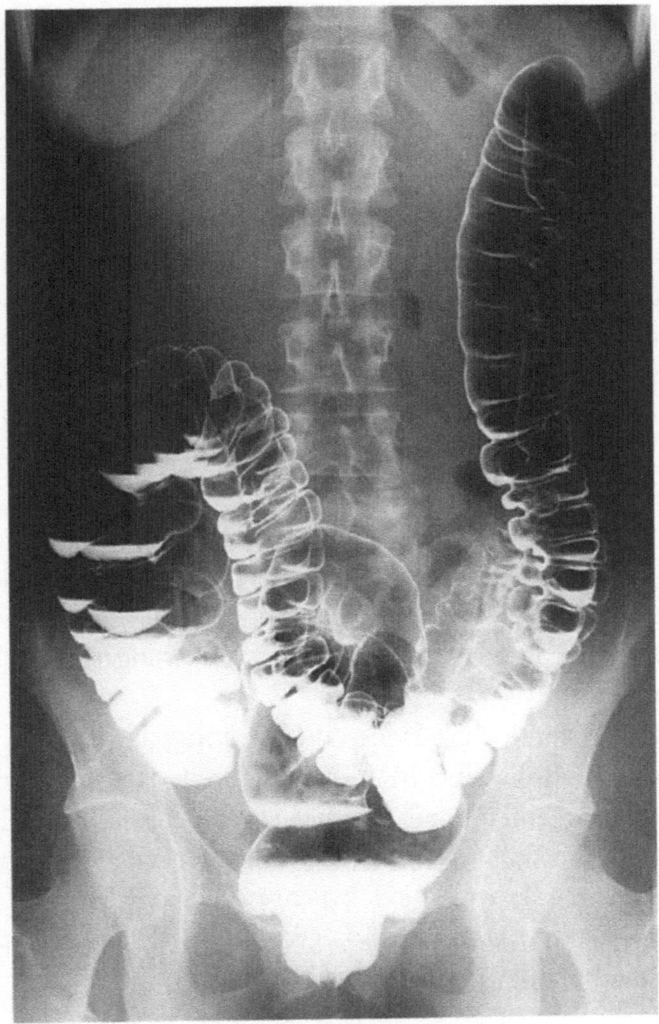

Abb. 2. Röntgen-Konstrast-Aufnahme des Dickdarms mit gut erkennbaren Haustren

rungsaufnahme. Nur selten (ca. 2–6mal täglich) sind zusätzlich sog. „Massenbewegungen" zu beobachten, die den Stuhl schubweise über weitere Strecken in Richtung des Rektums vorantreiben. Diese gerichteten Kontraktionswellen mit hoher Druckamplitude (>100 mmHg) beginnen meist im Colon ascendens und treiben den Stuhl wesentlich schneller Richtung Rektum voran. Die „Massenbewegungen" treten bei Gesunden gehäuft morgens nach dem

Aufwachen oder nach Mahlzeiten auf und sind oft mit subjektivem Stuhldrang oder einer Stuhlentleerung assoziiert (Schmidt 2000).

Mit verschiedenen Methoden (Wasserstoff-Ausatmungstests, Einnahme kleiner röntgendichter Marker, Szintigraphie mit radioaktiv markierter Nahrung) lassen sich Passagezeiten für verschiedene Darmabschnitte ermitteln. So sind bei gesunden Menschen Nahrungsbestandteile im Zökum, dem ersten Dickdarmabschnitt, zuerst 2 bis 4 Stunden nach Beginn einer festen Mahlzeit nachweisbar. Diesen Messwert bezeichnet man auch als oro-zökale Transitzeit. Wesentlich länger dauert mit 15 bis 50 Stunden die anschließende Passage durch den Dickdarm von der Ileozökalklappe bis zur Defäkation.

Üblicherweise wird eine einmal tägliche Entleerung geformten Stuhls als normal angesehen. Eine solche Stuhlfrequenz findet sich aber nur bei ungefähr einem Drittel der Bevölkerung. Die normale Verteilung der Stuhlfrequenzen in der Bevölkerung ist aus Tabelle 2 zu entnehmen.

Auffällig sind die bei Frauen durchschnittlich geringere Stuhlhäufigkeit und die auch bei Gesunden breite Streuung zwischen zweimal wöchentlich und zweimal täglich. Intraindividuell, also beim gleichen Individuum, ist die Häufigkeit des Stuhlgangs bei unveränderten Lebens- und Ernährungsumständen aber meist recht konstant, so dass oft schon geringe Abweichungen vom persönlichen Rhythmus stark beunruhigen können.

Tabelle 2. Verteilung der Stuhlfrequenzen in der Allgemeinbevölkerung, untersucht bei 632 Männern und 424 Frauen zwischen 40 und 69 Jahren (modifiziert nach Heaton et al. 1992)

Stuhlentleerungen	Männer	Frauen
0–2/Woche	0,6%	3,5%
>2–6/Woche	13,7%	28,2%
1/Tag	38,0%	35,9%
>1–2/Tag	39,8%	27,5%
>2/Tag	8,2%	5,2%

1.2 Definitionen und Epidemiologie

1.2.1 Obstipation

Der Begriff *Obstipation* beschreibt den subjektiven Eindruck, den Darminhalt nicht in adäquater Häufigkeit, nicht in ausreichender Menge oder nur unter Beschwerden ausscheiden zu können. Es handelt sich um ein Krankheitsbild mit ganz unterschiedlichen organischen und nichtorganischen Ursachen. Weitaus am häufigsten ist die funktionelle, d. h. nicht durch eine Organerkrankung, metabolische Störungen oder Medikamente bedingte Verstopfung.

Eine altbewährte Definition aus der Praxis ist die zuverlässige anamnestische Angabe von weniger als 3 Stuhlgängen pro Woche. Mit diesem Einzelkriterium erfasst man allerdings nach einer großen amerikanischen Studie (Everhart 1989) nur weniger als die Hälfte der Patienten, die nach ihrer eigenen Einschätzung an Verstopfung leiden. Für das subjektive Empfinden, obstipiert zu sein, ist neben der verminderten Zahl von Stuhlentleerungen offensichtlich eine als zu hart empfundene Stuhlkonsistenz von mindestens gleichrangiger Bedeutung.

Entsprechend wird die subjektive Prävalenz der Obstipation nach dem 25. Lebensjahr bei Männern auf etwa 5% und bei Frauen dreimal so hoch auf etwa 15% geschätzt. Höheres Lebensalter, Wohnen in ländlicher Umgebung, niedriges Einkommen und kurze Ausbildungsdauer wurden als „Risikofaktoren" für chronische Obstipation identifiziert.

Die naheliegende Vermutung, dass übergewichtige Personen häufiger verstopft seien als normalgewichtige, konnte statistisch nicht bestätigt werden. Entgegen der allgemeinen Vorstellung, dass Rauchen und Kaffee- bzw. Tee-Trinken förderlich für eine geregelte Verdauung wären, fand Everhart 1989 bei seiner Untersuchung an 9274 Amerikanern im Gegenteil eine positive Assoziation dieser Gewohnheiten mit dem Vorliegen einer Obstipation.

Zumindest für die USA sprechen Langzeitvergleiche über fast 30 Jahre hinsichtlich verkaufter Laxanzienpackungen und kodierter

Diagnosen bei Arztkonsultationen für eine unveränderte Häufigkeit der Obstipation seit den Fünfziger Jahren.

Je nach Studie nimmt jeder zweite bis vierte obstipierte Patient Laxanzien ein, deren Apothekenumsatz für Deutschland 1998 auf mindestens 220 Millionen DM geschätzt wurde.

1.2.2 Diarrhö

Mehr noch als die Obstipation bezeichnet die Diarrhö (griech. dia=durch, rhein=fließen) keine Krankheit *sui generis*, sondern ein Symptom. Die Diarrhö kann Haupt- oder Begleitsymptom sein bei vielen Erkrankungen des Verdauungstrakts, aber auch bei systemischen, neurologischen und Stoffwechselerkrankungen.

Wann spricht der Arzt vom Vorliegen einer Diarrhö? In der Praxis gibt es drei gängige Kriterien zur Definition, von denen zumindest die ersten beiden erfüllt sein sollten:

- Stuhlentleerungen zu häufig (>3mal täglich)
- Stuhlkonsistenz vermindert oder flüssig (Wassergehalt >75%)
- Stuhlmenge vermehrt (>250 g pro Tag)

Von großer klinischer Bedeutung ist die Unterscheidung in akute oder chronische Diarrhö, da von dieser Zuordnung häufig die Behandlungsbedürftigkeit und die Notwendigkeit bzw. Intensität diagnostischer Maßnahmen abhängt. Klinisch bewährt hat es sich von einer *chronischen Diarrhö* zu sprechen, wenn der Durchfall länger als 3 Wochen anhält.

Die *Steatorrhö* ist eine Sonderform der Diarrhö mit zusätzlich pathologisch vermehrter Ausscheidung von Fetten im Stuhl, die normalerweise unter 7 g pro Tag liegt. Steatorrhö deutet fast immer auf schwerwiegende Erkrankungen des Dünndarms oder des Pankreas hin.

Paradoxe Diarrhö nennt man das Absetzen kleiner Portionen von Stuhl, der durch lange bakterielle Einwirkung verflüssigt worden ist. Meist im Wechsel mit Obstipation tritt dieses Phänomen bei Tumorstenosen im unteren Dickdarmbereich und seltener bei Divertikulitis auf.

Der Begriff *Pseudodiarrhö* bezeichnet eine gesteigerte Stuhlfrequenz bei normaler Konsistenz und normalem Stuhlgewicht, die typischerweise funktionell oder durch Enddarmerkrankungen bedingt ist.

Hämatochezie ist der Fachbegriff für sichtbare Beimengungen von rotem Blut im Stuhl. Dieses Symptom kann bei infektiösen – z. B. durch Shigellen, enterohämorrhagische *E. coli*-Bakterien oder Amöben verursachten – Diarrhöen, aber auch bei Darmtumoren und chronisch-entzündlichen Darmerkrankungen auftreten.

Die synonymen Begriffe *Ruhr* oder *Dysenterie* sind Sammelbezeichnungen für schwere akute Durchfallerkrankungen, bei denen schleimige, eitrige und blutige Stühle abgesetzt werden und höheres Fieber besteht.

Abzugrenzen von der Diarrhö ist noch der unkontrollierte Stuhlabgang, die *Inkontinenz*. Viele Leser werden aus eigener Erfahrung wissen, dass eine massive akute Diarrhö vorübergehend zur Inkontinenz auch bei sonst gesunden Personen führen kann. Bei anhaltender Koinzidenz von Diarrhö und Inkontinenz ist aber eine getrennte Abklärung der Ursachen beider Beschwerden angezeigt.

Aufgrund des Symptomcharakters der Diarrhö lassen sich keine verlässlichen epidemiologischen Daten zur Durchfallhäufigkeit angeben. Aber zumindest für die als infektiöse Gastroenteritis meldepflichtigen Durchfallerkrankungen gibt die Statistik des Robert-Koch-Instituts gewisse Anhaltspunkte. So wurden in Deutschland 1999 bei seit 8 Jahren rückläufigem Trend 85146 Infektionen mit Enteritis-Salmonellen gemeldet. Darunter waren 60 Todesfälle und 90 gehäufte Ausbrüche (Infektions-Cluster) mit 1130 Betroffenen. Die nächsthäufig gemeldeten Erreger von Darminfektionen waren Campylobacter, Rotaviren (nur bei diesem Erreger starke Häufung im Winter und Frühjahr), Yersinien, pathogene E. coli und Shigellen. Das Bundesinstitut geht davon aus, dass nur etwa 10 % der tatsächlichen Erkrankungsfälle registriert werden, so dass die reale Inzidenz von Darminfektionen mit den genannten Erregern auf mehr als 2000 Erkrankungen pro 100.000 Einwohner jährlich geschätzt wird.

Aus zahlreichen Studien ergibt sich auch, dass 30–70% aller Reisenden in tropischen Ländern Durchfallerkrankungen erleiden.

Diese sog. Reisediarrhöen sind ganz überwiegend durch bakterielle Infektionen verursacht. Aber nur selten handelt es sich um die
gefürchteten Typhus- und Paratyphus-Infektionen, von denen 1999
bundesweit nur 109 bzw. 84 importierte Erkrankungen gemeldet
wurden.

1.3   Ursachen und Diagnostik von Stuhlsymptomen

Außer bei den akuten Diarrhöen werden Laxanzien und Antidiarrhoika ganz überwiegend von Patienten mit funktionellen Störungen eingenommen. Daher wird zunächst der aktuelle Kenntnisstand zu diesen Erkrankungen zusammenfassend dargestellt, bevor Pathophysiologie und Diagnostik der wichtigsten übrigen
Krankheitsbilder erläutert werden.

1.3.1   Funktionelle Störungen

Wenn ein Patient mit Beschwerden den Arzt aufsucht, wird
traditionell intensiv nach biochemischen und strukturellen Auf-
fälligkeiten gesucht, die diese Beschwerden erklären können und
eine möglichst eindeutige Zuordnung zu einem definierten Krankheitsbild erlauben. Gerade für Beschwerden im Bereich des Ver-
dauungstraktes lassen sich aber häufig zunächst keine normab-
weichenden Laborwerte als biochemisches Korrelat für eine
bestimmte Erkrankung finden. Auch weitere Untersuchungen
wie externe bildgebende Verfahren (Sonographie, Röntgen,
Computer- und Kernspintomographie, evtl. Szintigraphie), endo-
skopische Betrachtung der Hohlorgane und eventuell feingewebli-
che Untersuchungen von dabei entnommenen Gewebeproben ergeben sehr oft unauffällige Befunde oder allenfalls solche mit
grenzwertigen Abweichungen vom strukturellen Normalbefund.
Üblicherweise klassifizierte man Beschwerden dann als funktionell, wenn diese sogenannte Ausschlussdiagnostik ergebnislos ge-
blieben war.

Aktuelle Untersuchungen insbesondere zu den beiden häufigsten funktionellen Syndromen des Gastrointestinaltrakts – funktionelle Dyspepsie (Reizmagen) und Reizdarmsyndrom (IBS-irritable bowel syndrome) – haben neue ätiologische Erklärungsansätze gebracht. So konnten in klinischen Studien bei Patienten mit funktionellen Darmbeschwerden eher diskrete Veränderungen der Motilität, eine verstärkte viszerale Sensitivität für Schmerz- und Dehnungsreize sowie Störungen der neuralen Regulation zwischen zentralem und enteralem Nervensystem aufgedeckt werden. Zum Nachweis dieser meist multifaktoriell wirkenden ätiologischen Phänomene in der klinischen Routine sind die erforderlichen subtilen Untersuchungsmethoden, wie z. B. Positronenemissionstomographie (PET) derzeit noch im experimentellen Stadium.

Die in den letzten Jahren stark intensivierte wissenschaftliche Erforschung funktioneller gastrointestinaler Störungen hat es neben dem pathophysiologischen Erkenntnisgewinn aber auch ermöglicht, Symptom-basierte Diagnosekriterien soweit zu verfeinern, dass eine Ausschlussdiagnostik inzwischen nur noch bei spezieller Anamnese und mit wenigen Untersuchungen erforderlich ist.

Als maßgeblich für die Diagnosestellung und die Zuordnung von Beschwerden zu einem spezifischen Symptomkomplex werden die zuletzt 1999 auf einer internationalen wissenschaftlichen Konsensus-Konferenz überarbeiteten Rom II-Kriterien (Drossmann 1999) anerkannt. Die funktionellen Störungen werden hier zunächst eingeteilt nach dem jeweiligen anatomischen Abschnitt des Verdauungstrakts, von dem die Beschwerden überwiegend ausgehen. Eine weitere Spezifizierung orientiert sich dann an den subjektiven Leitsymptomen und umfasst für Erwachsene 21 Krankheitsentitäten vom Globusgefühl der Speiseröhre bis zur anorektalen Störung bei Beckenboden-Dyssynergie.

Für unsere Themenstellung sind von diesen 21 Störungen allerdings nur 3 aus der Gruppe der Darmstörungen relevant (in Klammern jeweils die englische Originalterminologie gemäß Rome II-Consensus):

- Reizdarmsyndrom (Irritable bowel syndrome, C1)
- Funktionelle Obstipation (Functional constipation, C3)
- Funktionelle Diarrhö (Functional diarrhea, C4).

Die offizielle Rome II-Definition für das *Reizdarmsyndrom* ist allerdings sehr komplex und eher für die Planung von Therapiestudien geeignet als für die Bedürfnisse der täglichen Praxis. Die Deutsche Gesellschaft für Verdauungs- und Stoffwechselkrankheiten (DGVS) hat daher in einem nationalen Konsensus (Hotz et al. 1999) etwas vereinfachte Diagnosekriterien entwickelt, die in Tabelle 3 aufgeführt sind. Nicht selten wird darüber hinaus auch eine Beschwerdezunahme nach den Mahlzeiten und während der Menstruationsblutung angegeben.

Je nach Ausprägung der Defäkationsbeschwerden können Patienten mit Reizdarmsyndrom noch in Gruppen mit vorherrschender Diarrhö oder Obstipation eingeteilt und entsprechende symptomorientierte Behandlungsansätze gewählt werden.

Die DGVS (Hotz et al. 1999, 2000) fordert auch, das Reizdarmsyndrom als Krankheitsentitiät abzugrenzen von einer einfachen Befindlichkeitsstörung. So spricht es für einen Krankheitswert, wenn die Beschwerden als mittelschwer bis schwer einzustufen sind, längerfristig rezidivieren oder chronisch anhalten, zumeist unabhängig von äußeren Faktoren (z. B. Stress, Ernährungsfehler) auftreten, die Lebensqualität anhaltend beeinträchtigen, und auf symptomatische Maßnahmen ungenügend ansprechen.

Charakteristisch bei der immer notwendigen eingehenden Anamnese und Untersuchung ist die Diskrepanz zwischen der oft

Tabelle 3. Typische Beschwerden beim Reizdarmsyndrom (DGVS-Konsens, Hotz et al. 1999)

1. Abdominale Schmerzen, oft in Beziehung zur Defäkation
   (meist Erleichterung durch Stuhlentleerung)
2. Veränderung der Defäkation in mindestens zwei der folgenden Aspekte:
   - Stuhlfrequenz
   - Stuhlkonsistenz (hart, breiig, wässrig, Veränderung konstant oder wechselnd)
   - Passage mühsam, gesteigerter Stuhldrang; Gefühl der inkompletten Darmentleerung; Schleimabgang
3. Häufig assoziiertes Gefühl der abdominalen Distension und/oder Blähungen

eindringlichen Schilderung der Beschwerden und dem in der Regel normalen körperlichen Befund bei gutem Allgemeinzustand. Untypisch und primär gegen die Diagnose Reizdarmsyndrom sprechend (Hotz et al. 1999) sind folgende Patientenangaben:

- Gewichtsverlust
- Blut im Stuhl
- kurze Anamnese
- monotones, aber progredientes Beschwerdebild
- keine Verschlimmerung unter Stress; keine Besserung in Entlastungssituationen
- Störung der Nachtruhe durch die Symptome.

Auch wenn bei manchen Patienten die Diagnose bereits anhand der typischen anamnestischen Angaben gestellt werden kann, werden einige Untersuchungen als generelle Basisdiagnostik empfohlen: Abdomensonographie, Blutbild, ein Entzündungsparameter (Blutsenkung oder C-reaktives Protein), Urinstatus und Stuhltest auf okkultes Blut (wenn keine Koloskopie geplant ist).

In Anbetracht des geringen Mehraufwandes, aber einer oft beruhigenden Wirkung auf den Patienten, empfehlen die deutschen Gastroenterologen (Hotz et al. 1999) – vor allem bei Patienten mit prädominanter Diarrhö – eine freizügige Indikationsstellung für zusätzliche Laboruntersuchungen. Dazu zählen Elektrolyte, Blutzucker, Leber- und Pankreasenzyme, Schilddrüsen-stimulierendes Hormon sowie Stuhluntersuchungen auf bakterielle und parasitäre Erreger. Auch eine komplette Koloskopie sollte in der Primärdiagnostik bei Alter über 40 Jahre, auf ausdrücklichen Patientenwunsch, bei ausgeprägter Krebsangst oder Darmkrebs in der Familienanamnese erfolgen.

Bei Milchunverträglichkeit und/oder Durchfall und Blähungen als Leistsymptomen ist ein Laktosebelastungstest indiziert. Der Nachweis eines Laktasemangels schließt ein Reizdarmsyndrom allerdings nur dann aus, wenn durch den Test die Symptome reproduziert und Symptomfreiheit durch eine entsprechende diätetische Therapie erzielt werden können.

Auch die Diagnose der *funktionellen Obstipation* nach den Kriterien in Tabelle 4 basiert vor allem auf einer sorgfältigen Befra-

Tabelle 4. Rome II-Kriterien für das Vorliegen einer funktionellen Obstipation

Innerhalb der letzten 12 Monate während mindestens 12 Wochen (nicht unbedingt zusammenhängend) 2 oder mehr der folgenden Symptome:

1. Pressen bei >25% der Stuhlgänge
2. Harter Stuhl bei >25% der Stuhlgänge
3. Gefühl der unvollständigen Entleerung bei >25% der Stuhlgänge
4. Gefühl der anorektalen Obstruktion bei >25% der Stuhlgänge
5. Manuelle Unterstützung zum Erreichen einer Entleerung bei >25% der Stuhlgänge
6. Weniger als 3 Stuhlgänge pro Woche

Außerdem ist kein breiiger Stuhl vorhanden und die Kriterien für das Reizdarmsyndrom werden nicht erfüllt.

gung des Patienten nach seiner Beschwerdesymptomatik sowie nach Medikamenteneinnahmen, Ernährungsgewohnheiten und Begleiterkrankungen (Thompson 1999). Eine weitergehende Abklärung ist notwendig bei fehlendem Ansprechen auf die Einnahme von Ballaststoffen und/oder Hinweisen auf anorektale Funktionsstörungen. Neben der grundsätzlich durchzuführenden rektaldigitalen Untersuchung sind in diesen Fällen zusätzlich Prokto-Rektoskopie, Anal-Manometrie, Transitzeitmessung mit der Marker-Methode und Defäkographie zu erwägen. Die letzten beiden Methoden, die auch nicht allen Hausärzten vertraut sein dürften, werden im folgenden Abschnitt vorgestellt.

Für die *funktionelle Diarrhö* sind die Symptom-orientierten Rome II-Kriterien in Tabelle 5 dargestellt. Zusätzlich spricht es für eine funktionelle Genese von Durchfällen, wenn die vermehrten Stuhlentleerungen praktisch nur tagsüber vorkommen.

Chronische Durchfälle ohne Bauchschmerzen treten aber auch bei zahlreichen organischen Erkrankungen auf, ohne dass sich aus der Befragung des Patienten wegweisende Hinweise ergeben. So sind die Symptom-orientierten Kriterien bei der funktionellen Diarrhö weniger treffsicher als bei Reizdarmsyndrom und funktioneller Obstipation. Daher wird empfohlen, als diagnostisches Basisprogramm bei allen Fällen ein ausführliches Routine-Labor,

Tabelle 5. Rome II – Kriterien für das Vorliegen einer funktionellen Diarrhö

Innerhalb der letzten 12 Monate während mindestens 12 Wochen (nicht unbedingt zusammenhängend) alle 3 Kriterien erfüllt:

1. Flüssige (breiige) oder wässrige Stühle
2. bei mehr als $^3/_4$ aller Defäkationen und
3. keine Bauchschmerzen

Stuhluntersuchungen (Inspektion, okkultes Blut, Fett- und/oder Chymotrypsin-Bestimmung), eine Sonographie des Abdomens und eine Sigmoidoskopie mit Biopsien durchzuführen.

Chronische Diarrhöen mit Erscheinungen wie Gewichtsverlust oder erheblicher Volumenvermehrung des Stuhls, die für eine funktionelle Genese untypisch sind, erfordern eine weitergehende Diagnostik bis zur sicheren Klärung der Ursache. Vor allem bei jüngeren Patientinnen ist zusätzlich eine psychische Exploration angezeigt, wenn auch nur ein geringer Verdacht besteht, dass eine Essstörung (Anorexia nervosa, Bulimie) vorliegen könnte. Nicht selten ist bei diesen Patientinnen ein – zunächst hartnäckig negierter – Laxanzienmissbrauch die Ursache anhaltender Diarrhöen.

1.3.2 Pathomechanismen und spezielle Diagnostik der Obstipation

Pathophysiologisch lässt sich die Obstipation im wesentlichen auf drei Komplexe von Fehlfunktionen zurückführen:
- verlangsamter Kolontransit
- anorektale Entleerungsstörung
- nervale Fehlsteuerung auf zentraler und enteraler Ebene

Die Schwierigkeiten, den in seiner pathogenetischen Relevanz sicher nicht zu unterschätzenden letztgenannten Mechanismus beim einzelnen Patienten zu objektivieren, wurden bereits bei den funktionellen Störungen besprochen. Auf die besonderen Formen der Obstipation als Teilmanifestation einer Grunderkrankung oder als

Nebenwirkung vieler Medikamente werden wir in den folgenden Abschnitten gesondert eingehen, da bei diesen Ursachen spezielle diagnostische und therapeutische Überlegungen und Maßnahmen im Vordergrund stehen.

Als Zeichen einer objektiv verminderten Transportfunktion des Dickdarms lässt sich die Transitzeit in der Fachpraxis oder Klinik mit der Röntgen-Marker-Methode nach Hinton (1969) relativ einfach, preiswert und gefahrlos messen.

Die Untersuchung läuft wie folgt ab: Der Patient nimmt an sechs aufeinander folgenden Tagen immer zur gleichen Uhrzeit je 1 Hartgelatinekapsel mit 20 röntgendichten Barium-imprägnierten Polythene-Pellets von etwa 3 mm Kantenlänge ein. Am siebten Tag wird eine Röntgen-Übersichtsaufnahme des Abdomens angefertigt.

Abbildung 3 zeigt ein typisches Beispiel für die Verteilung der Marker im Dickdarm bei extrem verlangsamtem Transit. Die globale Transitzeit lässt sich dann aus der Summe der auf den Röntgenbildern erkennbaren Marker errechnen.

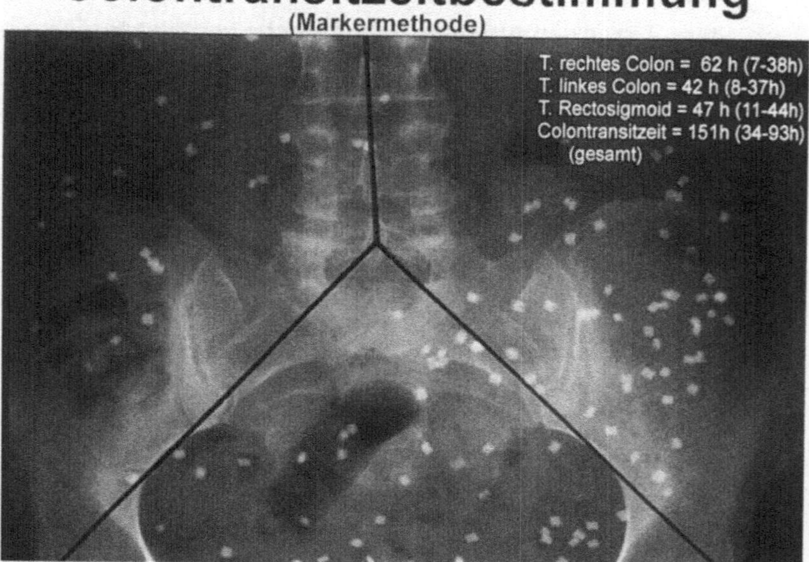

Abb. 3. Röntgen-Aufnahme des Dickdarms mit Markern zur Bestimmung der Transitzeit

Auch bei beschwerdefreien Probanden weist die Gesamt-Transitzeit eine erhebliche Streuung auf (Goei 1989). Nach den meisten dieser Untersuchungen kann man aber bei Zeiten über 67 Stunden, insbesondere bei geringer Ansammlung von Markern in Rektum und Sigma, von einem pathologisch verlangsamten Kolontransit ausgehen, und damit die Diagnose einer STC (Slow-transit constipation) stellen. Manometrische Untersuchungen bei Patienten mit STC zeigten eine Verminderung der Häufigkeit, Stärke und Dauer der zu den „Massenbewegungen" (siehe 1.1) führenden Kontraktionen der Kolonmuskulatur. Diese Propulsionsschwäche des Dickdarms findet sich ganz überwiegend bei Frauen. Nach den wenigen Ergebnissen von Wiederholungsuntersuchungen scheint sie meist vor dem 30. Lebensjahr zu beginnen und mit zunehmendem Alter einen langsam progredienten Verlauf aufzuweisen. Als Ursache der Motilitätsstörung bei „Slow-transit constipation" wird eine Neuropathie im Kolon postuliert. Neben morphologischen Veränderungen im Plexus myentericus fanden Cortesini et al. (1995) auch eine reduzierte Aktivität der Transmitter-Substanzen VIP, Substanz P und NO. Die vermutete kausale Bedeutung von langjährigem Laxanzien-Abusus für diese enterische Neuropathie konnte bisher nicht eindeutig geklärt werden.

Die Transitzeit korreliert nur begrenzt mit der Stuhlfrequenz, und mehr als die Hälfte aller Patienten mit chronischer Obstipation zeigen Transitzeiten im Normbereich. Wenn aber ein verlangsamter Transit (STC) eindeutig nachgewiesen wird, ist die Gabe von Laxanzien im allgemeinen angezeigt. Da meist eine längerfristige Einnahme erforderlich sein wird gilt es, möglichst wirksame und gleichzeitig „ungefährliche" Substanzen auszuwählen. In den seltenen Fällen mit klinisch sehr schwerer und therapierefraktärer Obstipation dieses Typs ist die operative Entfernung des Dickdarms nach Ausschluss einer anorektalen Entleerungsstörung die einzige erfolgversprechende Maßnahme, insbesondere wenn ein besonders propulsionsschwacher Darmabschnitt identifiziert und reseziert werden kann.

Anorektale Entleerungsstörungen sind nach einer aktuellen Studie (Glia et al. 1998) bei jedem fünften der Patienten Hauptursache einer chronischen Obstipation und bei weiteren 20% in Kombination mit einem verlangsamten Transit nachzuweisen. Anamnestische Hinweise auf eine anorektale Entleerungsstörung sind das Gefühl einer analen Blockade, eine deutlich verlängerte Stuhlentleerung und die Notwendigkeit, die Defäkation manuell zu unterstützen.

Die klinische Untersuchung sollte mit einer sorgfältigen Inspektion beginnen, bei der bereits ein äußerer Rektumprolaps, eine Beckenbodeninsuffizienz oder Läsionen im Analbereich, wie eine Analfissur, erkannt werden können. Bei der obligat folgenden digitalen rektalen Untersuchung wird einerseits nach Tumoren getastet, andererseits die Funktion des Analsphinkters orientierend geprüft. Nach maximalem Zusammenkneifen lässt man den Patienten pressen wie zum Stuhlgang. Wenn dabei keine Entspannung, sondern eher eine weitere Tonuszunahme des Sphinkters auftritt, besteht der Verdacht auf einen Anismus mit paradoxer Sphinkterkontraktion.

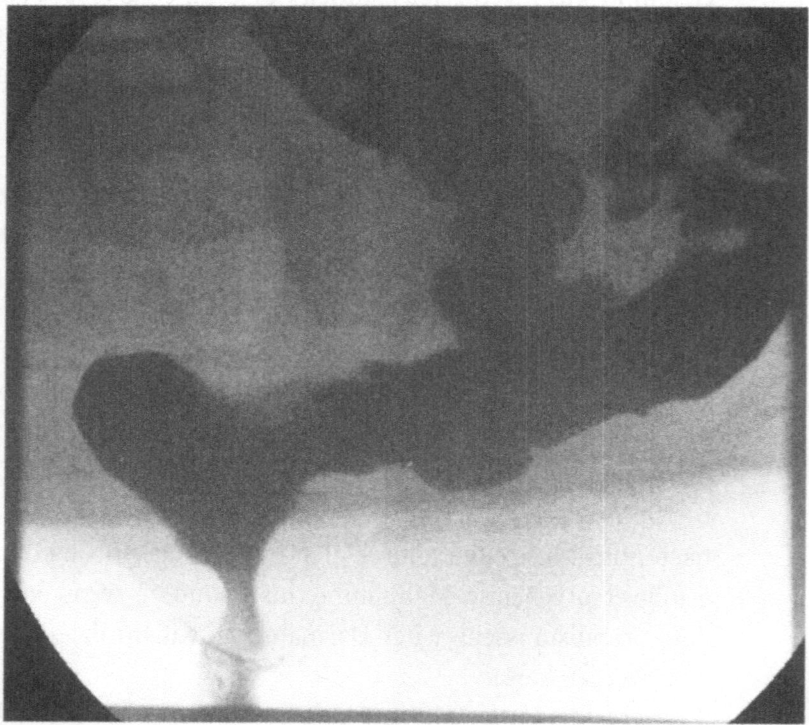

Abb. 4. Defäkographischer Befund einer Rektozele mit Ausbuchtung des vorderen Rektumsrand

Als nächster Untersuchungsschritt folgt eine sogenannte funktionelle Proktoskopie, bei der man Patienten beim langsamen Zurückziehen des Proktoskops pressen lässt. Wenn sich dabei die Rektumwand deutlich in das Lumen des Proktoskops vorstülpt, muss mittels Defäkographie der Verdacht auf einen inneren Rektumprolaps weiter abgeklärt werden.

Zur Defäkographie – einer Röntgendarstellung der Stuhlentleerung – werden zunächst 150–300 ml Bariumsuspension hoher Viskosität in das Rektum instilliert. Dann muss der Patient sich auf eine Plastiktoilette hinter einem Durchleuchtungsschirm setzen und die Defäkation einleiten. Während der Darmentleerung werden dann mit Fernbedienung – um die Patienten möglichst wenig zu irritieren – im Abstand von etwa 2 Sekunden 10–30 seitliche Aufnahmen angefertigt. Abbildung 4 zeigt eine typische Defäkogramm-Aufnahme.

Die vier wichtigsten anorektalen Entleerungsstörungen, die bei Patienten mit Obstipation differenzialdiagnostisch berücksichtigt werden sollten, sind in Tabelle 6 zusammengestellt.

Tabelle 6. Zusammenfassung der wichtigsten Ursachen für Defäkationsstörungen mit Obstipation

	Anamn. Verdacht	Diagnosesicherung	Therapie
Rektozele (ventrale)	Z. n. mehreren Schwangerschaften, Urininkontinenz	Vaginale Untersuchung mit Pressen, Defäkographie	Symptomatisch, ggf. operativ (ventrale transanale Rektumplastik)
Innerer Rektumprolaps (Intussuszeption)	Z. n. Hysterektomie, Obstruktionsgefühl	Funktionelle Proktoskopie, Defäkographie	Chir. Rektopexie, transanale Raffung (Delorme)
Anismus	Schwere Obstipation bei jungen Patienten, digital-rektal fehlende Sphinkterrealaxation	Anorektale Manometrie, Defäkographie	Biofeedback-Training
Solitäres Rektumulkus	Häufiger frustraner Stuhldrang, Schleim- Abgang, Schmierblutung	Prokto-Rektoskopie (>90% der Läsionen Rektumvorderwand)	Verminderung der Stuhlkonsistenz durch Laxanzien, ultima ratio Resektion

1.3.3   Pathomechanismen, Ätiologie und Diagnostik der Diarrhö

Eine Diarrhö tritt immer dann auf, wenn im Darm das physiologische Gleichgewicht zwischen Absorption und Sekretion so gestört ist, dass eine Nettovermehrung der im Rektum ankommenden Flüssigkeitsmenge resultiert. Sowohl eine exzessive Sekretion bei normaler Resorptionskapazität als auch eine reduzierte Resorptionsfähigkeit bei normaler Sekretion können diesen Zustand herbeiführen.

Nach Fine et al. (1994) gibt es vier grundlegende Pathomechanismen, die einzeln oder in Kombination ursächlich sind für alle Durchfallerkrankungen:

- osmotische Diarrhö
- sekretorische Diarrhö
- exsudativ – entzündliche Diarrhö
- Motilitätsstörungen

Osmotische Durchfälle werden durch die Aufnahme osmotisch aktiver Substanzen verursacht, die nur zu einem geringen Teil oder gar nicht resorbiert werden. Ihr osmotischer Effekt bewirkt einen Flüssigkeitseinstrom in den Darm. Wenn dieser die Absorptionskapazität des Dickdarms überschreitet, resultieren Durchfälle. Sie hören typischerweise auf, wenn der Patient fastet oder parenteral ernährt wird. Klassische Beispiele für diesen Mechanismus sind die Maldigestion bei exokriner Pankreasinsuffizienz, eine Laktose-Intoleranz und die missbräuchliche Einnahme osmotisch wirksamer Laxanzien (z. B. Sorbitol, Laktulose) bei Essstörungen wie der Anorexia nervosa.

Charakteristisch für rein *sekretorische Diarrhöen* sind wässrige großvolumige Stuhlentleerungen ohne Beimengungen von Blut oder Schleim, die bei Nahrungskarenz nicht schlagartig aufhören. Als Auslöser dieser Diarrhöform greifen Bakterientoxine ebenso wie endogene Substanzen (gastrointestinale Hormone, Prostaglandine) vorwiegend an den Schleimhautzellen des Dünndarms an. Vermittelt durch eine Aktivierung der membranständigen Adenylatcyklase wird die Konzentration des zyklischen AMP in den Schleimhautzellen – vor allem des Dünndarms – erhöht. Dies bewirkt über eine aktivierte Proteinkinase Veränderungen der phosphorylierten Membranproteine, die den aktiven Ionentransport an der Zelloberfläche regulieren. Die im Kryptenbereich liegenden Mukosazellen geben stark vermehrt Chlorid und Bikarbonat in das Darmlumen ab, während gleichzeitig an der Zottenoberfläche die Resorption von Natrium- und Chloridionen gehemmt wird. Dadurch können sich so grosse Flüssigkeitsmengen ansammeln, dass die maximale Resorptionskapazität des Dickdarms von 2–3 l pro Tag deutlich überschritten wird. Die Cholera, bei der ohne große Schmerzen literweise wässrige Flüssigkeit entleert wird, ist das klassische Beispiel einer schweren durch bakterielle Toxine ausgelösten sekretorischen Diarrhö.

Ausgeprägte Entzündungen und Ulzerationen der Darmschleimhaut führen zu einer massiven Absonderung von Schleim, Blut und Proteinen, die als *exsudativ-entzündliche Diarrhö* bezeichnet wird. Bei manchen Erkrankungen wie der Shigellen-Dysenterie oder der floriden ulzerösen Kolitis bestehen die Durchfälle fast nur noch aus solchen Exsudaten. Meistens ist aber die bei schweren Schleimhautschäden parallel reduzierte Resorptionsfähigkeit für Wasser und Elektrolyte der bestimmende Faktor für den Schweregrad der Diarrhö.

Bei Durchfällen aufgrund von *Motilitätsstörungen* steht im allgemeinen eine erhöhte Stuhlfrequenz im Vordergrund, während die Stuhlkonsistenz nur mäßig vermindert und das Stuhlvolumen allenfalls gering vermehrt ist. Typisches Beispiel für durch Hypermotilität bedingte Diarrhöen sind die episodischen Durchfälle, die bei disponierten Personen unter emotionalen Belastungen auftreten. Typische Auslöser sind akuter Stress im Arbeitsleben, Prüfungsangst oder auch überwältigende freudige Ereignisse aller Art. Diese sogenannte nervöse Diarrhö mit fließendem Übergang zur chronischen funktionellen Diarrhö verursacht keine oder nur geringe abdominelle Schmerzen und keine weiteren Symptome wie Fieber oder Blutbeimengungen im Stuhl.

Weniger als führender kausaler Mechanismus, sondern als Begleiterscheinung mit weitgehend unklarer pathophysiologischer Relevanz wird eine gesteigerte Peristaltik auch bei praktisch allen schweren Durchfällen beobachtet, die durch die anderen drei Pathomechanismen ausgelöst und unterhalten werden.

1.3.3.1 Ätiologie und Grundlagen der Diagnostik bei akuter Diarrhö

Der weit überwiegende Anteil akuter Diarrhöen wird durch übertragbare Erreger ausgelöst. Insgesamt kommen mehrere hundert verschiedene Bakterien, Viren und Parasiten in Frage. Durch eine eingehende gezielte Befragung der Patienten lässt sich das Erregerspektrum schon ohne aufwendige Laboruntersuchungen erheblich eingrenzen.

Tabelle 7 enthält die wesentlichen differenzialdiagnostischen Standardfragen an Patienten mit Durchfall. Die Abklärung der häufigsten Beschwerden wie Fieber, Erbrechen und abdominelle Schmerzen, sowie die Frage nach Blutbeimengungen im Stuhl er-

Tabelle 7. Differenzialdiagnostisch wichtige Fragen zur Anamnese bei akuten und chronischen Diarrhöen

Fragenkomplex	Diagnostische Wertigkeit	
	Akuter Durchfall	Chronischer Durchfall
Auslandsaufenthalt?	++	+
Erkrankungen im sozialen Umfeld?	+++	+
Verzehr suspekter Nahrungsmittel?	+++	0
Medikamenten-Einnahme?	++	++
Intensiver Alkoholkonsum?	+	++
Blutbeimengungen zum Stuhl?	++	+
Fieber?	++	+
Erbrechen?	++	+
Bauchschmerzen?	++	+
Gewichtsverlust?	0	+++
Familiäre Belastung?	0	++
Zustand nach Magen- oder Darmoperationen?	0	++
Extraintestinale Beschwerden?	+	++
Nahrungsmittelunverträglichkeit/ Allergieanamnese?	+	++

lauben gemäß Tabelle 8 bei akuten, wahrscheinlich infektiös bedingten Diarrhöen häufig schon weitgehende Rückschlüsse auf mögliche Erreger.

Die große diagnostische Relevanz einer exakten Anamnese trifft auch zu für die sogenannten *Lebensmittelvergiftungen* als häufige Sonderform infektiös bedingter Diarrhöen. Symptome treten hier bereits wenige Stunden nach dem Verzehr kontaminierter Nahrungsmittel auf und betreffen oft gleichzeitig mehrere Mitglieder von Lebensgemeinschaften nach gemeinsamen Mahlzeiten. Ursächlich sind hier nicht die Folgen einer eigentlichen bakteriellen Infektion der Darmschleimhaut, sondern präformierte, also bereits in der aufgenommenen Nahrung enthaltene Enterotoxine. Diese im Dünndarm sekretagog wirkenden Enterotoxine, die meistens von bestimmten Stämmen der Bakterien Staphylococcus aureus, *Bacil-*

Tabelle 8. Klinische Charakteristika akuter infektiöser Diarrhöen

	Inkubationszeit	Blutiger Stuhl	Fieber	Erbrechen	Schmerzen
Präformierte Bakterientoxine („Lebensmittelvergiftung")	1–6 h	-	-	++	(+)
Bakterielle Infektionen					
Salmonellen	6–48 h	+	+	+	+
Campylobacter	2–5 d	(+)	+	(+)	++
Yersinien	2–8 d	(+)	++	(+)	++
E. coli (ETEC,EPEC)	1–5 d	-	(+)	(+)	(+)
E. coli (EIEC, EHEC)	1–5 d	++	++	(+)	++
Shigellen	1–7 d	++	++	+	++
Virale Infektionen					
(Rota-, Adeno-, Norwalkviren etc.)	12–48 h	-	(+)	++	++
Parasiteninfektionen					
Entamoeba histolytica	1–5 d	++	++	+	++
Giardia lamblia	7–21 d	-	-	-	(+)
Cryptosporidium parvum	1–10 d	-	(+)	-	(+)

lus cereus oder *Clostridium perfringens* gebildet werden, lassen sich auch durch normales Kochen nicht hinreichend sicher inaktivieren. Trotz initial heftiger Symptomatik mit Erbrechen tritt im allgemeinen eine rasche spontane Besserung ein, so dass keine weitere Diagnostik erforderlich wird und eine Flüssigkeitssubstitution zur Behandlung ausreicht.

Die klinischen Verläufe der klassischen infektiösen Durchfallerkrankungen, bei denen eine Vermehrung von Bakterien, Viren oder Parasiten im Darmtrakt stattfindet, sind ebenso variabel wie die zur Diarrhö-Entstehung beitragenden Schädigungsmechanismen.

Einige Bakterien und Parasiten (z. B. enterotoxigene *E. coli* [ETEC], *Yersinia enterocolitica, Vibrio cholerae und parahaemolyticus,* Kryptosporidien) bilden kontinuierlich im Darm *Enterotoxine,* solange die Vermehrung der Erreger dort anhält. Bei den verbreiteten ETEC-Infektionen, die für die Hälfte aller Reisediarrhöen verantwortlich sind, finden sich neben wässrigen Stühlen mit dem Risiko einer Exsikkose meist keine weiteren schweren Symptome, und der Durchfall klingt nach 2–5 Tagen spontan ab.

Im Gegensatz zu den Enterotoxinen, die „nur" die Flüssigkeitssekretion im Darm heftig stimulieren, schädigen bakterielle *Zytotoxine* Schleimhautzellen im Jejunum und Kolon nachhaltig und irreversibel bis zum Zelltod. Klinisches Korrelat für diese Zellschäden sind die blutigen Durchfälle bei Infektionen mit Zyotoxin-bildenden Erregern (z. B. *Shigella dysenteriae, Campylobacter jejuni,* enterohämorrhagische *E.coli* [EHEC], *Clostridium difficile*).

Eine direkte bakterielle *Invasion* von Epithelzellen führt ebenso zu deren Untergang wie die Einwirkung von Zytotoxinen. Durch die ausgeprägte entzündliche Reaktion mit Ausbildung von Mikro-Abszessen in der Darmschleimhaut sind neben Blut auch Beimengungen von Eiter und Schleim im Stuhl charakteristisch für infektiöse Diarrhöen mit invasiven Eregern (z. B. enteroinvasive *E. coli* [EIEC], Shigellen, Salmonellen, *Campylobacter jejuni, Yersinia enterocolitica, Entamoeba histolytica*).

Einige nicht-infektiöse Ursachen von Diarrhöen, die manchmal auch akut einsetzen, aber ohne spezifische Maßnahmen im Regelfall länger anhalten, sind in Tabelle 9 aufgeführt. Die Abgrenzung

Tabelle 9. Nichtinfektiöse Ursachen akuter Durchfälle

Medikamente (Nebenwirkungen/Überdosierung)
Schwermetallintoxikationen (Hg, As, Tl, Cd)
Nahrungsmittelallergien/-unverträglichkeiten
Opiat-Entzugssyndrom
Chemotherapie

Erstmanifestation Morbus Crohn/Colitis ulcerosa
Ischämisch-hämorrhagische Kolitis
„Marathonläufer-Diarrhö"
Kolonkarzinom (paradoxe Diarrhö)
Divertikelkrankheit
Graft-versus-host disease nach Transplantationen

Hyperthyreose, z. B. nach Kontrastmittel-Gabe
Addison-Krise

Emotionale Belastung

infektiöser von nichtinfektiösen Erkrankungen mit akutem Durchfall gelingt in den meisten Fällen bereits durch sorgfältige Anamnese und körperliche Untersuchung. Gerade bei milderen Verläufen ist immer auch an eine Medikamenten-assoziierte Diarrhö (siehe 1.4.3) zu denken, die Stunden bis Wochen nach erstmaliger Einnahme oder Dosisänderung von zahlreichen Arzneimitteln auftreten kann.

Wenn anamnestisch und klinisch eine nichtinfektiöse Genese weitgehend ausgeschlossen erscheint, muss hinsichtlich einer eventuellen weiterführenden Diagnostik beachtet werden, dass infektiöse Diarrhöen bei sonst gesunden, immunkompetenten Patienten in schätzungsweise 90% der Fälle selbstlimitierend und komplikationslos verlaufen. Daher erscheint es vertretbar (Stüber et al.1998), eine Keimisolierung und -differenzierung nur anzustreben, wenn schwere klinische Verläufe vorliegen, die Patienten besondere Risikomerkmale aufweisen oder eine Gefährdung der öffentlichen Gesundheit droht. Die relevanten Indikationen ergeben sich aus Tabelle 10. Auch in diesen Fällen ist bei adäquatem Transport von Stuhlproben eine zweimalige Einsendung zur Stuhlkultur auf Selektionsmedien ausreichend, da sich durch eine weithin übliche dritte Probe die Sensitivität der Bakterienisolierung kaum

Tabelle 10. Indikationen zur Erregerdifferenzierung im Stuhl bei akuter infektiöser Diarrhö

Schwerer klinischer Verlauf
Fieber >39°C über 2 Tage
Blutiger Stuhl
Dehydratation mit Somnolenz
Schockzeichen

Individuelle Risikomerkmale
Ältere Patienten >75 Jahre
Kinder <4 Jahre
Schwere Grunderkrankungen
Z. n. Antibiotikatherapie
Z. n. Zytostatika-Therapie
Immundefekte (HIV, Z. n. Organtransplantation, IgA-Mangel-Syndrom)

Gefährdung der öffentlichen Gesundheit
Personen, die mit offenen Lebensmitteln arbeiten
(Krankenpflegepersonal, Kindergärtner/innen, Lebensmittelgewerbe)

weiter steigern lässt (Goodman 1993). Nur für den mikroskopischen Nachweis von Parasiten, der sofort an noch körperwarmem Stuhl durchgeführt die beste diagnostische Ausbeute verspricht, ist die dreimalige Untersuchung der zweifachen überlegen.

Bei septischen Verläufen, die einen Verdacht auf Typhus und andere Salmonellosen begründen, muss zusätzlich zur Stuhlkultur ein Erregernachweis in Blutkulturen versucht werden. Zusätzliche serologische Antikörper-Nachweise können vor allem bei Infektionen mit Salmonellen, Yersinien und Amöben weiterführend sein. Nicht selten ist eine akut einsetzende Diarrhö auch erstes klinisches Symptom einer bisher nicht gesicherten HIV-Infektion. Ein Toxin-Nachweis im Stuhl wird nur bei Verdacht auf Infektion mit Clostridium difficile während oder nach Antibiotika-Behandlung durchgeführt (siehe 1.4.4, Antibiotika-assoziierte Diarrhö).

1.3.3.2 Ätiologie und Grundlagen der Diagnostik bei chronischer Diarrhö

Auch bei chronischem, also länger als 2–3 Wochen anhaltendem Durchfall ist die eingehende und strukturierte Anamnese der entscheidende erste Schritt für eine rationelle Diagnostik. Der Arzt sollte es aber nicht dabei belassen, sich die Eigenschaften des Stuhls (Häufigkeit, Menge, Konsistenz, Farbe, Geruch, Beimengungen von Blut oder Schleim) nur vom Patienten schildern zu lassen, sondern selbst eine frische Stuhlentleerung inspizieren.

Nicht immer zuverlässig, aber für die Praxis durchaus hilfreich ist die Unterscheidung nach der wahrscheinlichen Lokalisation des pathologischen Geschehens. Für eine *Dünndarmdiarrhö* sprechen helle wässrige, voluminöse Durchfälle ohne Blut und Schleim und eventuell mit Ausscheidung unverdauter Nahrungsreste. Eine typische *Dickdarmdiarrhö* ist gekennzeichnet durch sehr zahlreiche kleinvolumige Stuhlentleerungen mit Schleim und Blut sowie begleitende Bauchkrämpfe (Tenesmen).

Mit einigen weiteren Fragen aus Tabelle 7 (s. S. 22) und der Abklärung von relevanten Allgemeinsymptomen bzw. -befunden, zu denen Tabelle 11 einige typische Beispiele aufzeigt, lassen sich die in Frage kommenden Differenzialdiagnosen meist schon eingrenzen.

Auch wenn anamnestisch funktionelle Störungen (Reizdarmsyndrom oder funktionelle Diarrhö, siehe 1.3.1) sehr wahrscheinlich erscheinen, sind die folgenden Standarduntersuchungen kaum verzichtbar, um eine ausreichende diagnostische Sicherheit zu erreichen:

- Labor-Screening (Blutsenkung, Blutbild, Elektrolyte, Elektrophorese, Leber- und Pankreasenzyme, Urinstatus, ggf. Schilddrüsenhormone und CRP)
- Stuhluntersuchungen (okkultes Blut, kulturell auf pathogene Bakterien, mikroskopisch auf Wurmeier und Parasiten). Bei mikrobiologischen Stuhluntersuchungen ist zu beachten, dass diese vor einer Röntendiagnostik des Darms durchgeführt werden, da bariumhaltige Kontrastmittel die Sensitivität der Bakterien- oder Parasitennachweise stark vermindern.
- Möglichst Ileokoloskopie, zumindest Sigmoidoskopie mit multiplen Biopsien

Falls diese erweiterte Basisdiagnostik kein eindeutiges Ergebnis erbracht hat, sollte eine weitere systematische Abklärung erfolgen. Als nächste Schritte werden zur Diagnostik einer eventuell bestehenden Malassimilation die Messung des Sammelstuhlgewichts

Tabelle 11. Extraintestinale Beschwerden und Befunde als Hinweise auf die Ursache einer chronischen Diarrhö

Begleitsymptom	Hinweis auf Ursachen der Diarrhö
Gewichtsverlust	Malabsorption, Colitis ulcerosa, M. Crohn, Malignom, Hyperthyreose
Gelenkschmerzen	Colitis ulcerosa, M. Crohn, M. Whipple, Yersiniose
Lymphknotenschwellungen	Lymphom, HIV-Infektion, M. Whipple
Häufig rezidivierende Infekte	Immunglobulinmangelsyndrom, HIV-Infektion
Hyperpigmentierung	Sprue/Zöliakie, M. Addison, M. Whipple
Eosinophilie	Parasitenerkrankung, eosinophile Gastroenteritis
Urtikaria, Juckreiz	Nahrungsmittelallergie
Proteinurie	Amyloidose

über drei Tage und die quantitative Stuhlfettbestimmung durchgeführt, hilfsweise auch die Bestimmung von β-Karotin im Serum. Sollten sich hier auffällige Ergebnisse finden, ist als nächstes eine Maldigestion (Störung der Aufspaltung der Nahrungsbestandteile) aufgrund einer Unterfunktion der Bauchspeicheldrüse auszuschließen. Dafür stehen die Elastase- und Chymotrypsinbestimmung im Stuhl und der Pankreolauryl-Test zur Verfügung. Liegt keine Maldigestion vor, bleibt eine Malabsorption, also eine Störung bei der Aufnahme von Nahrungsspaltprodukten aus dem Darmlumen oder bei deren Abtransport über Blut- und Lymphbahnen, möglich. Zur weiteren Abklärung der vielfältigen möglichen Ursachen einer Malabsorption stehen globale und spezifische Untersuchungsmethoden der Dünndarmresorption zur Verfügung.

Das Spektrum primärer Erkrankungen des Verdauungstrakts mit dem Leitsymptom chronische Diarrhö ist umfangreich und teils so komplex (Tab. 12), dass sich keine gleichzeitig umfassenden und übersichtlichen Flussdiagramme als globale Leitlinie für das diagnostische Vorgehen erstellen lassen.

Wenn die erweiterte Basisdiagnostik unter der Beachtung weiterer möglicher Krankheitsursachen (siehe Tab. 12) keine Diagnose erbringt, erfordert der Nachweis einer organischen Ursache eine

Tabelle 12. Gastrointestinale Erkrankungen als Ursache chronischer Diarrhöen

Erkrankung	Diagnosesicherung durch
Funktionelle Störungen	
Reizdarmsyndrom	Anamnese, negative Basisuntersuchungen
Funktionelle Diarrhö	Anamnese, Ausschlussdiagnostik
Chronische Darminfektionen	
Yersinien	Stuhlkultur, Serologie
Amöben	Reiseanamnese, mikroskopische Stuhluntersuchung
Lamblien	Mikroskopische Untersuchung Duodenalsaft/Stuhl
HIV und opportunistische Keime	HIV-Test, Stuhluntersuchung
M. Whipple	Dünndarmbiopsie (PCR)
Chronisch-entzündliche Darmerkrankungen	
Morbus Crohn	Kolo-Ileoskopie mit Biopsien
Colitis ulcerosa	Koloskopie mit Biopsien
Mikroskopische Kolitis (lymphozytär/kollagen)	Histologie der Kolonschleimhaut
Erkrankungen des Dickdarms	
Divertikulose/Divertikulitis	Koloskopie, Kolon-Kontrast-Einlauf
Polypen, v. a. villöse	Koloskopie mit Biopsien
Karzinome (paradoxe Diarrhö)	Koloskopie mit Biopsien
Ischämische Kolitis	Doppler-Sonographie, Angiographie
Malabsorptionssyndrome	
Zöliakie (Sprue)	Dünndarmbiospie, Auto-Antikörper
Laktasemangel	H2-Exhalationstest, Besserung nach Milchkarenz
Folgen medizinischer Behandlung	
trunkuläre Vagotomie, Gastrektomie	Anamnese
Pankreasresektion	Exokrine Funktionstests
Darmresektion (Kurzdarmsyndrom)	Anamnese, ggf. Enteroklysma
Chronische Strahlenenteritis/-kolitis	Bestrahlungsanamnese, Endoskopie

zeitaufwendige, individuelle und auch invasive Diagnostik durch den Fachgastroenterologen. Allerdings sollte auch dabei immer wieder die Möglichkeit einer nicht-organischen Ursache in Erwägung gezogen werden.

1.4   Stuhlveränderungen als unerwünschte Medikamentenwirkungen und Symptome extraintestinaler oder systemischer Erkrankungen

Es ist eine alltägliche Erfahrung, dass bei den verschiedensten Erkrankungen Änderungen im Stuhlverhalten eintreten können. Über die Häufigkeit von Obstipaton und Diarrhö als Begleitsymptome bei extraintestinalen Erkrankungen gibt es kaum zuverlässige Zahlen.

Auch die vorhandenen Häufigkeitsangaben zu den unerwünschten Folgen einer medikamentösen Therapie beruhen meist auf den Auswertungen kontrollierter klinischer Studien. Durch die übliche gezielte Nachfrage bei Studienpatienten zu potenziellen unerwünschten Wirkungen wird deren Relevanz für die tägliche Praxis leicht überschätzt. Zudem fördert die Aufnahme von Hinweisen auf überwiegend funktionelle – also nicht durch objektive Befunde wie Laborwerte nachweisbare – Nebenwirkungen in die Patienteninformation („Beipackzettel") die subjektive Bereitschaft zur intensiven Beschäftigung mit dem eigenen Stuhlverhalten. Allein diese Sensibilisierung kann nicht selten Veränderungen der Stuhlgewohnheiten bzw. -eigenschaften bewirken, die noch lange nach Absetzen des inkriminierten Medikaments weiterbestehen. Ferner kann sich Unzufriedenheit mit schon lange bestehenden individuellen Stuhlcharakteristika erstmals manifestieren. Obwohl sie beispielsweise bereits seit Jahren keine regelmäßige tägliche Stuhlentleerung hatten, wird diese Tatsache von manchen Patienten im Zusammenhang mit der Einnahme eines potenziell obstipierenden Medikaments erstmals als belastend empfunden.

Diese Überlegungen sollten aber nicht davon ablenken, dass eine eingehende Medikamenten-Anamnese gerade bei älteren Patienten sehr oft die Ursache von Stuhlsymptomen aufdecken kann. Durch Umstellung auf andere Präparate mit gleichem Wirkungsspektrum oder gelegentlich auch Absetzen einer nicht zwingend erforderlichen Medikation lässt sich oft ein rascher Erfolg erzielen.

1.4.1   Medikamenten-assoziierte Obstipation

Die Obstipation dürfte eine der häufigst auftretenden unerwünschten Medikamentenwirkungen sein. Da Stuhlgang die Folge komplexer Mechanismen ist, können Medikamente auf allen Ebenen dieses Prozesses direkt oder indirekt einwirken. Entsprechend lang ist die Liste der potentiell obstipierenden Medikamente in Tabelle 13. Bei einigen Substanzen lassen sich leicht schlüssige pathophysiologische Erklärungen für diese unerwünschte Wirkung finden. So vermindern Anticholinergika über die Hemmung der cholinergen Stimulation der glatten Muskelzellen direkt die Propulsion, während manche Diuretika erst sekundär über andere unerwünschte Effekte (Hypokaliämie, Dehydratation) obstipierend wirken. Bei vielen Stoffen liegen auch nur rein empirische Erfahrungen vor, die sich nicht zwanglos in pathophysiologische Konzepte einfügen lassen.

Gerade bei Schwerkranken oder älteren multimorbiden Patienten ist eine begleitende Obstipation meist nur eine mehr oder weniger lästige Randerscheinung. Manchmal aber, z. B. wenn es zur Stuhlimpaktion kommt, kann sie auch zur dominierenden Krankheitserscheinung werden. In vielen Fällen kann es die Lebensqualität deutlich bessern und überflüssige ärztliche Maßnahmen vermeiden, wenn eine Obstipation nicht gleich reflexartig durch andauernde Gabe von Laxanzien bekämpft wird, sondern der behandelnde Arzt oder der Apotheker zunächst an unerwünschte Arzneimittelwirkungen denken.

1.4.2   Obstipation als Begleitsymptom

Bekanntlich verursachen bei vielen Menschen schon veränderte Lebensumstände wie Reisen oder eine andere Gestaltung der Arbeitszeiten zumindest vorübergehend eine Obstipation. Auch Immobilisationsphasen (z. B. nach Unfallverletzungen) und Schwangerschaft führen oft zur Verstopfung. Bei älteren Menschen korreliert die Erstmanifestation von Obstipationsbeschwerden nicht selten mit dem Ausscheiden aus dem Berufsleben, der Umsiedlung in eine Pflegeeinrichtung oder dem Verlust des Lebenspartners.

Tabelle 13. Potenziell obstipierende Medikamente nach Indikationsgruppen

Analgetika/ Antirheumatika	Morphin und Derivate	Morphinsulfat, Hydromorphon, Pethidin, Levomethadon, Oxycodon, Dextropropoxyphen
	Sonst. zentral wirksame	Flupirtinmaleat
Antiarrhythmika	Klasse I	Disopyramid, Propafenon, Ajmalin, Prajmalin
	Klasse III	Amiodaron
	KlasseIV	Gallopamil, Verapamil, Diltiazem
Antibiotika	Gyrasehemmer	Ciprofloxacin, Grepafloxacin, Trovafloxacin
Antiemetika	Serotonin-Antagonisten	Granisetron, Ondansetron, Tropisetron
	Anticholinergika	Scopolamin
Antiepileptika		Barbexaclon, Gabapentin
Antihypertonika		Clonidin
Antitussiva		Codeiń, Dihydrocodein
Diuretika	Thiazide	Chlortalidon, Hydrochlorothiazid, Xipamid
Expektorantien		Ambroxol, Eprazinon
Magen-Darm-Mittel		Wismutpräparate, Sucralfat
	H_2-Blocker	Cimetidin, Famotidin, Ranitidin
	Antazida	Al-Hydroxid-, Ca-Carbonathaltige
Mineralstoffpräparate	Calcium	Ca-Apartat, Ca-Carbonat, Ca-Citrat
	Eisen	Eisenfumarat,-gluconat,-glycinsulfat
Lipidsenker	Ionen-Austauscher	Colestipol, Cholestyramin
Parkinson-Mittel	Anticholinergika	Biperiden, Bornaprin, Metixen
	MAO-Hemmer	Selegilin
	Dopaminergika	Bromocriptin, Entacapon, Levodopa
Psychopharmaka	Trizykl. Antidepressiva	Amitryptilin, Clomipramin, Doxepin, Imipramin
	Tetrazykl. Antidepressiva	Mianserin, Maprotilin
	Neuroleptika	Chlorpromazin, Levomepromazin, Clozapin, Haloperidol, Olanzapin, Pipamperon, Sulpirid
Sexualhormone	Gestagene (ther.)	Medroxyprogesteronacetat
Tuberkulosemittel		Isoniazid
Wehenhemmer	Sympathomimetika	Fenoterol, Ritodrin
Zytostatika	Vinca-Alkaloide	Vincristin, Vinblastin (nach mehrfacher Gabe)

Dauergebrauch von Laxanzien, insbesondere sekretagog-antiresorptiven Substanzen

Auch abdominelle Erkrankungen ohne primäre pathologische Darmwandveränderungen können eine akute oder chronische Obstipation verursachen. Schmerzhafte Prozesse wie rezidivierende Nieren- oder Gallenkoliken und Zwölffingerdarmgeschwüre haben häufig eine passagäre Obstipation zur Folge, die reflektorisch vermittelt ist. Mögliche weitere Ursachen einer auch länger anhaltenden Verstopfung sind entzündliche Prozesse im Bauchraum, z. B. Pankreatitis, Cholezystitis, Adnexitis, oder mechanische Hindernisse, wie eine Kompression des Darms durch extraintestinale Primärtumoren und Metastasen.

Zu den systemischen Ursachen einer Obstipation gehören, neben den bereits besprochenen Medikamenten-Nebenwirkungen, vor allem metabolische und endokrine Störungen. Die häufigste metabolische Grunderkrankung ist die Zuckerkrankheit, da bis zu 60% aller Diabetiker unter Verstopfung leiden, insbesondere wenn bereits eine Neuropathie vorliegt. Insgesamt ist eine Obstipation bei Zuckerkranken sehr viel häufiger als die chronische Diarrhö, die aber wegen der oft anzutreffenden Therapieresistenz viel intensiver erforscht wurde.

Auch mehr als die Hälfte aller älteren Patienten mit chronischer Niereninsuffizienz im Stadium vor und während einer Dialysebehandlung klagen über chronische Obstipation. Im Einzelfall ist aber schwer zu differenzieren, ob eine urämische Neuropathie, die Flüssigkeitsrestriktionen oder phosphatsenkende Medikamente den wichtigsten ursächlichen Faktor darstellen.

Die wichtigste obstipierende endokrine Erkrankung ist die *Hypothyreose*. Gerade bei den in höherem Lebensalter zu beobachtenden oligo- oder monosymptomatischen Verläufen kann eine neu aufgetretene Obstipation das erste oder einzige Symptom sein, das klinisch auf eine Unterfunktion der Schilddrüse hinweist. Zur Pathogenese gibt es Hinweise, dass analog zum Myxödem der Haut muzinöse Infiltrate auch in der Darmwand auftreten können. Dadurch sollen deren Konsistenz und das Motilitätsmuster in schweren Fällen so tiefgreifend verändert werden, dass sogar Ileuszustände ohne andere Ursache als die Unterfunktion der Schilddrüse beobachtet wurden.

Tabelle 14. Obstipation als Begleitsymptom systemischer Erkrankungen

Metabolische Ursachen
Diabetes mellitus
Hypokaliämie
Hyperkalzämie
Urämie (chronische Dialyse)
Amyloidose
Porphyrie

Endokrine Ursachen
Hypothyreose
Panhypopituitarismus
Nebennierenrindeninsuffizienz
Hyperparathyreoidismus
Phäochromozytom

In Tabelle 14 sind noch weitere metabolische und endokrine Erkrankungen aufgeführt, bei denen die Obstipation ein wichtiges Symptom sein kann.

Da alle Ebenen des peripheren und zentralen Nervensystems die neurogenen Funktionen des Intestinums beeinflussen, tritt eine – meist schwer behandelbare – Obstipation auch bei zahlreichen neurologischen Erkrankungen auf (Tab. 15).

Auch bei psychiatrischen Erkrankungen wird eine Obstipation als Begleitsymptom beschrieben. Eine hohe Prävalenz mit etwa einem Drittel der Patienten wurde bei Depressionen festgestellt (Garvey 1990). Ebenso wie bei anderen psychiatrischen Diagnosen bleibt allerdings unklar, inwieweit die Obstipation Folge der Erkrankung selbst ist oder der Behandlung mit Psychopharmaka, die überwiegend erheblich obstipierend wirken.

Abschließend ist noch zu erwähnen, dass bei den Kollagenosen Sklerodermie und Dermatomyositis in fortgeschrittenen Stadien mit Übergreifen auf die Darmwand eine chronische Obstipation auftritt.

Tabelle 15. Obstipation als Begleitsymptom neurologischer Erkrankungen

Periphere neurologische Erkrankungen
Autonome Neuropathie (z. B. paraneoplastisch)
Morbus Hirschsprung
Polyneuritis Guillain-Barré
Ganglioneuromatose
Chagas-Krankheit

Zentrale neurologische Erkrankungen

Auf spinaler Ebene:
- Rückenmarksverletzungen (Querschnittssyndrome)
- Spinale Tumoren
- Multiple Sklerose
- Neurofibromatose von Recklinghausen
- Tabes doralis (Neurolues)

Auf zerebraler Ebene:
- Morbus Parkinson
- Hirntumoren
- Zerebrovaskuläre Erkrankungen

1.4.3 Medikamenten-assoziierte Diarrhö

Unerwünschte Medikamentenwirkungen dürften bei den akuten Diarrhöen nach den gastrointestinalen Infektionen die zweithäufigste, und bei den chronischen Diarrhöen neben den funktionellen Beschwerden die häufigste Ursache sein.

Vor allem bei älteren Menschen, die eine umfangreiche Dauermedikation für mehrere verschiedene Erkrankungen einnehmen, stellt die Medikamenten-assoziierte Diarrhö ein sehr komplexes Problem dar. Tabelle 16 zeigt eine umfangreiche Liste von Arzneistoffen, die klinisch relevante Durchfälle auslösen können. Viele dieser Substanzen finden sich in Indikationsbereichen, bei denen eine langjährige medikamentöse Dauerbehandlung weit verbreitet ist. Mit zunehmendem Alter werden beispielsweise immer häufiger zugleich Antihypertonika, Antidiabetika, Lipidsenker und wegen arthrotischer Beschwerden zusätzlich nichtsteroidale Antiphlogistika eingenommen. Je nach Auswahl der Präparate bzw. der Wirkprinzipien können sich dann leicht Diarrhö-auslösende Nebenwirkungspotenziale addieren.

Tabelle 16. Potenziell Diarrhöen auslösende Medikamente nach Indikationsgruppen

Analgetika/	Basistherapeutika	Auranofin, Chloroquin, Penicillamin
Antirheumatika/	Anthranilsäurederivate	Flufenaminsäure, Mefenaminäure
Antiphlogistika	Pyrazole/Oxicame	Phenylbutazon, Piroxicam
	Essigsäurederivate	Acemetacin, Diclofenac, Indomethacin
	Propionsäurederivate	Ibuprofen, Ketoprofen, Naproxen
Antiarrhythmika		Ajmalin, Chinidin
Antiasthmatika		Theophyllin
Antibiotika	Alle, besonders häufig:	Aminopenicilline, Cephalosporine, Clindamycin
Antidiabetika	α-Glucosidase-Hemmer	Acarbose, Miglitol
	Biguanid-Derivate	Metformin
Antidementiva	Cholinesterasehemmer	Donezepil, Rivastigmin, Tacrin
Antiemetika	Dopamin-Antagonisten	Alizaprid
Antiepileptika		Tiagabin, Valproinsäure
Antihypertonika		Guanethidin, Methyldopa, Reserpin, Propranolol
Diuretika	Kaliumsparende	Kaliumcanrenoat, Spironolacton, Triamteren, Amilorid
Expektorantien		Acetylcystein, Carbocistein
Gichtmittel		Allopurinol, Colchicin, Benzbromaron
Immuntherapeutika/Zytokine		Interferone
Kardiaka	Herzglykoside	Digoxin, Digitoxin, Proscillaridin
Kontrastmittel	Gadolinium-Derivate	Gadopentetsäure
Leber-/Gallentherapeutika		Chenodesoxycholsäure, Hymecromon
Lipidsenker	CSE-Hemmer	Fluvastatin, Pravastatin, Simvastatin
	Clofibrinsäure-(derivate)	Bezafibrat, Clofibrat, Fenofibrat
	Anionenaustauscherharze	Colestipol, Cholestyramin
Magen-Darm-Mittel	H_2-Blocker	Cimetidin
	Prokinetika	Bromoprid, Metoclopramid
	Prostaglandinderivate	Misoprostol
	5-Amino-Salicylate	Mesalazin, Olsalazin
Mineralstoffpräparate	Kaliumsalze	
	Magnesiumhaltige	Mg-Citrat, -Hydrogenaspartat, -Oxid
Muskelrelaxanzien		Baclofen
Nootropika		Pyritinol
Osteoporosemittel	Bisphosphonate	Etidronsäure
	Fluoride	Natriumfluorid
Parkinson-Mittel		Amantadin

Tabelle 16. *Fortsetzung*

Psychopharmaka	Serotonin-Reuptake-Hemmer	Citalopram, Fluoxetin, Fluvoxamin, Sertralin
	Sonstige	Lithium
Sexualhormone	Antiandrogene	Flutamid
Tuberkulosemittel		Rifampicin, Terizidon
Virustatika	Anti-Herpes-Mittel	Aciclovir
	Nukleosid-analoge RT-Hemmer	Didanosin, Lamivudin, Zidovudin
Zytostatika	Alle, besonders häufig:	Fluoruracil, Methotrexat

Besonders problematisch ist, dass bei ausgeprägter Diarrhö die Resorption vieler Pharmaka in einem nicht vorhersagbaren Ausmaß vermindert sein kann, und die oft sowieso unbefriedigende Wahl der optimalen Dosierung bei geriatrischen Patienten noch schwieriger wird. Wichtig ist auch, dass bei der Anamnese eingehend und gezielt nach dem zusätzlichen Gebrauch von nicht verschreibungspflichtigen sog. „OTC"-Medikationen gefragt wird. Neben vielen Naturheilmitteln (Kräutertees, Mineralstoffmischpräparate etc.) sind besonders Antazida und rezeptfreie Schmerzmittel von Bedeutung. Außerdem betrachten viele Patienten jahrelang gewohnheitsmäßig eingenommene Abführmittel aller Art als Ernährungsbestandteil und nicht mehr als Arzneimittel. Zusammen mit neu verordneten Medikamenten kann dann die erwünschte Stuhlregulation in eine belastende Diarrhö umschlagen. Bevor man gleich symptomatisch mit Antidiarrhoika behandelt oder eine neu eingesetzte, und der Auslösung von Durchfällen verdächtigte Medikation gleich wieder absetzt oder verändert, ist also gerade bei älteren Patienten eine sehr gezielte Befragung unerlässlich, die sich nicht nur auf Verschreibungspräparate beschränken darf.

Wie bei der Medikamenten-assoziierten Obstipation sind die Pathomechanismen auch bei der Diarrhö sehr verschiedenartig und für viele Arzneistoffe nicht definitiv geklärt. Ein häufiger Mechanismus ist die dosisabhängige Hemmung des Enzyms Na^+-K^+-ATPase in der Ileum- und Kolonschleimhaut. Die dadurch verminderte Flüssigkeitsresorption führt bei unveränderter Sekretion zu einer individuell unterschiedlich ausgeprägten sekretorischen Diarrhö. Dieser Mechanismus wurde nachgewiesen für Digoxin, Colchicin und Olsalazin (Ratnaike et al. 1999).

Das Antidiabetikum Acarbose, magnesiumhaltige Antazida und die gerne bei diffusen Herz- und Venenbeschwerden verordneten „Magnesiumsubstitutions-Präparate" erzeugen eine osmotische Diarrhö.

Die überwiegend indirekt durch Veränderungen der intestinalen Flora ausgelösten Antibiotika-assoziierten Diarrhöen werden wegen ihrer Häufigkeit und großen klinischen Bedeutung noch ausführlicher besprochen (siehe 1.4.4).

Eine direkte Schleimhautschädigung mit morphologischen Veränderungen wurde unter Zytostatika, Pencillamin, Methyldopa und nichtsteroidalen Antiphlogistika beobachtet.

Erst kürzlich wurde die *NSAR-Enteropathie* als eigenständiges Krankheitsbild definiert. Nichtsteroidale Antirheumatika (NSAR) zählen zu den am häufigsten verordneten oder als Selbstmedikation eingenommenen Pharmaka. Schwerwiegende Nebenwirkungen am oberen Gastrointestinaltrakt, die bis zu lebensbedrohlichen Magenblutungen gehen können, sind seit langem bekannt und werden von den behandelnden Ärzten entsprechend beachtet. Dagegen ist die Langzeiteinnahme von nichtsteroidalen Antiphlogistika erst vor wenigen Jahren auch als Auslöser klinisch bedeutsamer Schleimhautschäden im Dünndarm distal des Duodenums und im Dickdarm erkannt worden.

In Relation zur Einnahmehäufigkeit besteht für Acetylsalicylsäure (ASS) ein allenfalls sehr geringes Risiko von Darmwandschäden. Keine Enteropathie verursachen auch die als Pro-Drug aufgenommenen NSAR Sulindac und Nabumeton, deren aktive Metaboliten erst in der Leber gebildet werden und im Darm keine nennenswerten Konzentrationen erreichen. Für die zahlreichen übrigen Substanzen ist bisher noch keine eindeutige relative Häufigkeitsverteilung bekannt. Pathogenetisch scheint im unteren Gastrointestinaltrakt die Hemmung der Prostaglandin-Synthese – im Gegensatz zur Entstehung NSAR-induzierter Magenulzera – nur eine geringe Bedeutung zu haben. Im Vordergrund steht eher eine Störung der intestinalen Permeabilität, deren Pathogenese noch nicht im einzelnen aufgeklärt ist (Stein 1999).

Bei der Endoskopie zeigt die NSAR-Enteropathie Veränderungen, die von einer leichten Schleimhautrötung bis zum Bild einer hochfloriden Colitis ulcerosa reichen. Entsprechend variabel ist die klinische Symptomatik von der milden Diarrhö bis hin zu schweren blutigen Duchfällen, die begleitet sein können von Anämie, heftigen Bauchschmerzen und Gewichtsverlust. Außer Absetzen oder Dosisreduktion der Antiphlogistika gibt es bisher keine gesicherte Therapieempfehlung.

1.4.4 Antibiotika-assoziierte Diarrhö

Bei etwa 50% aller Antibiotikatherapien treten Diarrhöen auf, deren Dauer und Intensität sehr variabel ist. Diese Durchfallerkrankungen werden hervorgerufen durch Veränderungen der normalen intestinalen Flora und teilweise auch zusätzliche direkte toxische Effekte. Prinzipiell besteht ein Diarrhö-Risiko bei der oralen und parenteralen Gabe von Antibiotika aller Stoffgruppen. Stärkere Durchfälle werden aber besonders häufig beim Einsatz von Aminopenicillinen, Cephalosporinen und Clindamycin beobachtet.

Nach dem aktuellen Kenntnisstand werden mindestens drei Varianten Antibiotika-assoziierter Diarrhöen unterschieden:

- Überwiegend sekretorische Diarrhö ohne Kolitis
- Clostridium difficile-induzierte Diarrhöen
- Segmental-hämorrhagische Penicillin-assoziierte Kolitis

Eine *überwiegend sekretorische Diarrhö ohne Kolitis* ist die harmloseste und häufigste Form des Antibiotika-assoziierten Durchfalls. Sie verläuft meist mild, sistiert spontan wenige Tage nach Absetzen des Antibiotikums, und bedarf im allgemeinen keiner spezifischen Therapie. Bei seltenen hartnäckigen Fällen ist der Einsatz von Probiotika zu erwägen.

Clostridium difficile-induzierte Diarrhöen haben einen Anteil von 15–25% an allen Antibiotika-bedingten Durchfällen und treffen vor allem Patienten in Krankenhäusern und Pflegeeinrichtungen. *Clostridium difficile* ist damit der häufigste Erreger einer nosokomialen Diarrhö.

Clostridium difficile ist eine obligat anaerobe, sporenbildende, grampositive Bakterienspezies, die erstmals 1935 in der physiologischen Kolonflora gesunder Säuglinge isoliert wurde. Eine Kolonisation mit *Clostridium difficile* lässt sich bei etwa 3% gesunder Menschen und bei über 20% längerdauernd hospitalisierter Patienten nachweisen. Ein Übergang von der harmlosen Kolonisation zur invasiven Infektion mit Toxinbildung wurde praktisch ausschließlich unter Behandlung mit Antibiotika oder Zytostatika sowie nach grossen Darmoperationen beobachtet. Auch bei Beteiligung von *Clostridium difficile* findet sich meist nur eine wässrige Diarrhö ohne nennenswerte Zeichen einer Kolitis. Diese blande Verlaufsform heilt 10–14 Tage nach Ende der Antibiotika-Behandlung ohne spezifische Therapie ab.

Am anderen Ende des klinischen Spektrums steht die *pseudomembranöse Kolitis*, die unbehandelt in 10–25% einen tödlichen Ausgang nimmt. Bei einem Drittel der Patienten beginnt sie erst 1–10 Tage, in Einzelfällen sogar bis zu 6 Wochen nach der Antibiotika-Behandlung. Die Symptomatik setzt ein mit zunehmenden wässrigen Durchfällen, die dann vermehrt blutig werden und begleitet sind von Fieber sowie krampfartigen abdominellen Schmerzen. Es entwickelt sich eine ausgeprägte Leukozytose mit Linksverschiebung. Bei einer Ultraschall-Untersuchung des Abdomens fällt eine ödematöse Verdickung der Dickdarmwand auf. Endoskopisch finden sich bei der Sigmoidoskopie (etwa bei 80% linksseitiger Befall des Rektosigmoids) oder der – bei unauffälligem Befund des distalen Kolons immer anzustrebenden – kompletten Koloskopie charakteristische fleckförmige oder konfluierende gelb-grünliche Schleimhautbeläge, die zur Namensgebung als pseudomembranöse Kolitis führten.

Die Diagnose wird bestätigt durch die methodisch schwierige Anzüchtung von *Clostridium difficile* aus dem Stuhl oder durch den schneller möglichen positiven Nachweis der *Clostridium difficile*-Toxine A und B aus dem Stuhl mittels Latex-Agglutinationst. Toxin A ist ein reines Enterotoxin, das durch Permeabilitätsveränderungen der Schleimhaut zu Flüssigkeitsverlusten führt.

Das strukturell verwandte Toxin B wirkt als hochpotentes Zytotoxin.

Die Therapie erfordert zunächst symptomatische Maßnahmen mit Ersatz von Flüssigkeit und Elektrolyten. Soweit möglich und noch nicht erfolgt, muss die auslösende Antibiose abgesetzt werden. Als spezifische Therapie der ersten Wahl wird heute überwiegend Metronidazol (Dosierung 4x500 mg oral oder 3x500 mg intravenös über 7–14 Tage) empfohlen (Caspary 1996). Im Vergleich zum früher immer bevorzugten Vancomycin (4x125–250 mg nur oral über 7–14 Tage) weist Metronidazol eine ähnlich gute Wirksamkeit auf (Teasley et al. 1983, Wenisch et al. 1996). Vorteile von Metronidazol sind der wesentlich geringere Preis, und bei schwer kranken Patienten, dass auch die parenterale Gabe gegen *Clostridium difficile* effektiv ist. Die 15–25% der Patienten, die Rezidive erleiden, sprechen auf eine erneute Therapie mit dem gleichem Medikament und nach gleichem Schema zu 75–80% dauerhaft an (Schneider u. Zeitz 2000). Günstige Ergebnisse wurden auch für primäre Behandlungen mit Teicoplanin oder Fusidinsäure berichtet, und in der Rezidivbehandlung für eine sechswöchige Gabe von Metronidazol oder Vancomycin mit ausschleichender Dosierung.

Nach ersten Berichten (McFarland 1995) könnte sich die parallele Gabe des Probiotikums *Saccharomyces boulardii* als erfolgreiche prophylaktische Maßnahme bei notwendiger Antibiotikatherapie von Risikopatienten erweisen.

Als neues, möglicherweise eigenständiges Krankheitsbild wurde erst kürzlich die *segmental-hämorrhagische Penicillin-assoziierte Kolitis* beschrieben. Auslösende Antibiotika waren immer Penicilline, meist Aminoderivate. Der *Clostridium difficile*-Nachweis verlief stets negativ und die endoskopisch hämorrhagisch-entzündlich imponierenden Dickdarmsegmente erschienen scharf abgegrenzt zur gesunden Schleimhaut wie bei der ischämischen Kolitis. Der pathogenetische Mechanismus ist noch unklar. Der Verlauf war in den bisher bekannten Fällen trotz heftiger krampfartiger Bauchschmerzen immer selbstlimitierend nach einigen Tagen rein symptomatischer Therapie.

1.4.5   Diarrhö als Begleitsymptom

Metabolische und hormonelle Erkrankungen, die häufiger mit einer Diarrhö einhergehen, sind in Tabelle 17 zusammengefasst.

Eine länger als fünf Jahre bestehende, nicht optimal eingestellte *Zuckerkrankheit* kann sowohl zu einer chronischen Obstipation als auch zu ausgeprägter chronischer Diarrhö führen. Neben den Stuhlsymptomen finden sich fast immer auch andere Zeichen der autonomen Neuropathie, wie z. B. orthostatische Dysregulation, verminderte Variabilität der Herzfrequenz, gestörte Pupillenmotorik oder erektile Impotenz. Typisch für die diabetische Diarrhö sind voluminöse, episodisch oder andauernd auftretende wässrige Durchfälle, die schlecht oder gar nicht auf potente Antidiarrhoika wie Loperamid ansprechen. Die Lebensqualität wird durch häufig auch nächtlich einsetzende, und mit Inkontinenz einhergehende Durchfälle erheblich eingeschränkt. Wirksamer als die sonst gebräuchlichen Antidiarrhoika ist bei vielen Diabetikern der als Antihypertonikum bekannte Hα_2-Agonist Clonidin.

Ein sonst nicht erklärbarer und relativ rascher Symptomwechsel von Obstipation zu Diarrhö kann bei Diabetikern und auch bei Patienten mit *Hypothyreose* als Folge einer bakteriellen Über- und Fehlbesiedlung des Dünndarms auftreten. Ursache ist wahrscheinlich die Abschwächung oder Auslöschung des migrierenden Motor-

Tabelle 17. Diarrhö als Begleitsymptom systemischer Erkrankungen

Metabolische Ursachen
Diabetes mellitus
Perniziöse Anämie
Urämie

Hormonelle Ursachen
Hyperthyreose
Morbus Addison
Karzinoid-Syndrom
Gastrinom, Vipom
Medulläres Schilddrüsenkarzinom
Hypoparathyreoidismus
Prostaglandin-sezernierende Tumoren

komplexes (MMC, siehe 1.1) durch die enterale Neuropathie und der Ausfall seiner Reinigungsfunktion für den Dünndarm. Bei Nachweis der bakteriellen Überbesiedlung durch Wasserstoffexhalations-Tests sollte eine intermittierende Antibiotikabehandlung mit Metronidazol oder Doxycyclin erwogen werden.

1.5 Behandlungsziele

Generelles Behandlungsziel ist die möglichst rasch eintretende und dauerhaft anhaltende Normalisierung des Stuhlgangs sowie das Verschwinden oder zumindest deutliche Nachlassen subjektiver Beschwerden.

Bei Verstopfungsbeschwerden sollten eine ausführliche Aufklärung des Patienten und – häufig erforderlich – eine Korrektur seiner Vorstellungen über eine normale Stuhlfrequenz am Anfang stehen. Dann sollten zunächst alle Möglichkeiten ausgeschöpft werden, die Obstipation zu bessern durch Veränderungen der Lebensweise, durch Weglassen oder Austausch potentiell obstipierender Medikamente und durch eine kausale Behandlung gegebenenfalls vorliegender anorektaler Erkrankungen mit Entleerungsstörung.

Falls danach eine pharmakologische Behandlung mit Laxanzien unvermeidbar erscheint, sollten bevorzugt Therapeutika gewählt werden, die ohne gravierende unerwünschte Effekte auch wiederholt und längerfristig anwendbar sind. Daraus ergeben sich die in Tabelle 18 aufgeführten Anforderungen an das „ideale Abführmittel".

Bei Durchfallbeschwerden aller Art hat das klinische Management drei Ansätze:
- Vermeidung einer Exsikkose durch Ausgleich der Verluste an Flüssigkeit und Elektrolyten
- Vermehrte Absorption und verminderte Sekretion von Flüssigkeit und Elektrolyten im Darm
- Elimination der Ursache, z. B. bakterieller Pathogene durch Antibiotika.

Tabelle 18. Eigenschaften des „idealen Abführmittels"

zuverlässig wirksam

definierter Wirkungseintritt

definiertes Wirkungsende

nicht übel schmeckend

kleines Einnahmevolumen

objektiv und subjektiv nebenwirkungsfrei

keine systemische und intestinale Absorption

keine Interaktion mit Nahrungsbestandteilen

keine Interaktion mit Arzneimitteln

keine lokale Irritation der Darmschleimhaut

lagerbeständige Inhaltsstoffe

günstiger Preis

Damit sollen die Krankheitsdauer verkürzt, Komplikationen vermieden und Todesfälle verhindert werden. Die meisten akuten Diarrhöen sind zwar lästig, aber von kurzer Dauer und selbstlimitierend, so dass auch eine Überbehandlung vermieden werden sollte. Durch einen zu breiten Einsatz von Antibiotika werden viele Patienten mit möglichen Nebenwirkungen belastet und das Gesundheitswesen mit unnötigen Kosten. Außerdem wird die fatale Entwicklung bakterieller Antibotika-Resistenzen gefördert und eventuell die Dauer der Ausscheidung von Erregern und damit die Phase der Infektiosität verlängert.

1.6   Weiterführende Literatur

Caspary WF (1996) Diarrhö. In: Hahn EG, Riemann JF (Hrsg.) Klinische Gastroenterologie. Thieme, Stuttgart, Bd. 1, 352–363

Code CF, Schlegel JF (1974) The gastrointestinal interdigestive housekeeper: Motor correlates of the interdigestive myoelectric complex of the dog. In: Daniel EE, Gilbert JAL, Schofield B, Schnitka TK, Scott G (Hrsg.) Proceedings Fourth International Symposium on Gastrointestinal Motility. Mitchell Press, Vancouver, 631–634

Cortesini C, Chianchi F, Infantino A, Lise M (1995) Nitric oxide synthase and VIP distribution in enteric nervous system in idiopathic chronic constipation. Dig Dis Sci 40: 2450–2455

Drossmann DA (1999) The functional gastrointestinal disorders and the Rome II process. Gut (Suppl II) 1–5

Erkenbrecht JF (2000) Epidemiologie der Obstipation. Z Gastroenterol 38 (Suppl 1): 3–5

Everhart JE, Go VLW, Johannes RS, Fitzsimmons SC, Roth HP, White LR (1989) A longitudinal survey of self-reported bowel habits in the United States. Dig Dis Sci 37: 1153–1162

Fine KD, Krejs GJ, Frordtran S (1994) Diarrhea. In: Sleisinger MV, Fordtran S (Hrsg.) Gastrointestinal disease. Saunders, Philadelphia, 1043–1072

Garvey M, Noyes RJr, Yates W (1990) Frequency of constipation in major depression: relationship to other clinical variables. Psychosomatics 31: 204–206

Glia A, Lindberg G, Nilsson HL, Mihocsa L, Akerlund JE (1998) Constipation assessed on the basis of colorectal physiology. Scand J Gastroenterol 33: 1273–1279

Goei R, Müller-Lissner SA (1989) Radiologische Methoden (Defäkographie, Transitmessung). In: Müller-Lissner SA, Akkermans LMA (Hrsg.) Chronische Obstipation und Stuhlinkontinenz. Springer, Berlin Heidelberg New York Tokio, 83–104

Goodman LJ (1993) Diagnosis, management and prevention of diarrheal diseases. Curr Opin Infect Dis 6: 88–93

Heaton KW, Radvan J, Cripps H, Mountford RA, Braddon FEM, Hughes AO (1992) Defecation frequency and timing, and stool form in the general population – a prospective study. Gut 33: 818–824

Hinton JM, Lennard-Jones JE, Young AC (1969) A new method for studying gut transit times using radiopaque markers. Gut 10: 842–847

Hotz J, Enck P, Goebell H, Heymann-Mönnikes I, Holtmann G, Layer P (1999) Konsensusbericht: Reizdarmsyndrom – Definition, Diagnosesicherung, Pathophysiologie und Therapiemöglichkeiten. Konsensus der Deutschen Gesellschaft für Verdauungs- und Stoffwechselkrankheiten. Z Gastroenterol 37: 685–700

Hotz J, Madisch A, Enck P, Goebell H, Heymann-Mönnikes I, Holtmann G, Layer P (2000) Das Reizdarmsyndrom – Definition, Diagnosesicherung, Pathophysiologie und Therapiemöglichkeiten. Dt Ärztebl 97: A 3263–3270

Kruis W (1989) Obstipation als Begleitsymptom und als unerwünschte Arzneimittelwirkung. In: Müller-Lissner SA, Akkermans LMA (Hrsg.) Chronische Obstipation und Stuhlinkontinenz. Springer, Berlin Heidelberg New York Tokio, 201–211

McCallum RW (1997) Pathophysiology of gastrointestinal motility disorders. In: Friedman G, Jacobson ED, McCallum RW (Hrsg.) Gastrointestinal pharmacology and therapeutics. Lippincott- Raven, Philadelphia, 84

McFarland LV, Suravicz CM, Greenber RN, Fekety R (1995) Prevention of β-lactam-associated diarrhea by Saccharomyces boulardii compared with placebo. Am J Gastroenterol 90: 439–448

Ratnaike RN (1999) Pathophysiology of diarrhea. In: Ratnaike RN (Hrsg.) Diarrhea and constipation in geriatric practice. Cambridge Universtiy Press, Cambridge UK, 23–30

Ratnaike RN, Jones TE (1999) Drug-induced diarrhea. In: Ratnaike RN (Hrsg.) Diarrhea and constipation in geriatric practice. Cambridge Universtiy Press, Cambridge UK, 79–88

Robert Koch Institut (2000) Wichtige Infektionskrankheiten in Deutschland – zur Situation im Jahr 1999. Teil 1: Darminfektionen (Gastroenteritiden) Epidemiologisches Bulletin Nr. 23: 183–187

Schmidt TH (2000) Pathophysiologie der chronischen Obstipation. Z Gastroenterol 38 (Suppl 1): 6–8

Schneider T, Zeitz M (2000) Behandlung gastrointestinaler Infektionen. Internist 41: 1302–1317

Schölmerich J, Andus T, Groß V, Holstege A (1993) Diarrhö – Leitsymptome und diagnostisches Vorgehen. In: Classen M, Siewert JR (Hrsg.) Gastroenterologische Diagnostik. Schattauer, Stuttgart, 599–611

Stein J (1999) Antibiotikaassoziierte Diarrhö und pseudomembranöse Kolitis. In: Caspary WF, Stein J (Hrsg) Darmkrankheiten – Klinik, Diagnostik und Therapie. Springer, Berlin Heidelberg New York Tokio, 511–518

Stein J (1999) NSAR-Enteropathie. In: Caspary WF, Stein J (Hrsg) Darmkrankheiten – Klinik, Diagnostik und Therapie. Springer, Berlin Heidelberg New York Tokio, 519–524

Stüber E, Herzig KH, Fölsch UR (1998) Akute Diarrhö. Internist 39: 754–765

Teasley DG, Gerding GN, Olson MM, Peterson LR et al. (1983) Prospective randomized trial of metronidazol versus vancomycin for Clostridium difficile-associated diarrhoea and colitis. Lancet II: 1043–1046

Thompson WG, Longstreth GF, Drossmann DA, Heaton KW, Irvine EJ, Müller-Lissner SA (1999) Funtional bowel disorders and functional abdominal pain. Gut (Suppl II) 43–47

Voderholzer W (2000) Defäkationsstörungen als Ursache der Obstipation. Z Gastroenterol 38 (Suppl 1): 9–13

Wanitschke R (2000) Pharmakologische Therapie der Obstipation. Z Gastroenterol 38 (Suppl 1): 24–27

Wenisch C, Parschalk B, Hasenhundl M, Hirschl AM, Graninger W (1996) Comparison of vancomycin, teicoplanin, metronidazole and fusidic acid for the treatment of Clostridium difficile-associated diarrhea. Clin Infect Dis 22: 813–818

2 Arzneistoffe zur Behandlung der Obstipation

2.1 Klassifizierung von Laxanzien

Es gibt verschiedene Ansätze, Abführmittel zu klassifizieren. Im folgenden orientiert sich die Einteilung zunächst am Haupt-Wirkungsmechanismus bzw. dem Anwendungsort. Als weitergehende Differenzierung bietet sich bei den drei wichtigsten Gruppen die Einteilung in natürlich vorkommende und synthetische Substanzen an. Abbildung 5 zeigt eine Übersicht der vorgestellten Arzneistoffe.

Nach allgemeinen Angaben zu den jeweiligen Stoffgruppen werden die Profile relevanter Monosubstanzen und chemisch definierter fixer Kombinationspräparate vorgestellt.

Außerdem werden auf dem Markt zahlreiche Mischzubereitungen vor allem aus natürlich vorkommenden Substanzen angeboten, beispielsweise als Abführtees. Da klinisch-pharmakologische Daten für die einzelnen Zubereitungen nicht verfügbar sind, entziehen sich diese einer detaillierten Einzelvorstellung.

2.2 Antiabsorptiv-sekretorische Substanzen

Sehr beliebte klassische Abführmittel wie *Senna-Glykoside, Bisacodyl und Natriumpicosulfat* gehören zur Gruppe der antiabsorptiv-sekretorischen Wirkstoffe, deren Wirkungsweise auch als irritierend oder *stimulierend* beschrieben wird.

Alle stimulierenden Laxanzien werden als sog. „Prodrugs" eingenommen und müssen erst im Darm, teilweise durch bakterielle Enzyme, zu ihren wirksamen Metaboliten verstoffwechselt werden. Daher tritt ihr Effekt, die Stuhlentleerung, nach oraler Einnahme frühestens fünf Stunden später ein. Nur bei direkter rektaler Appli-

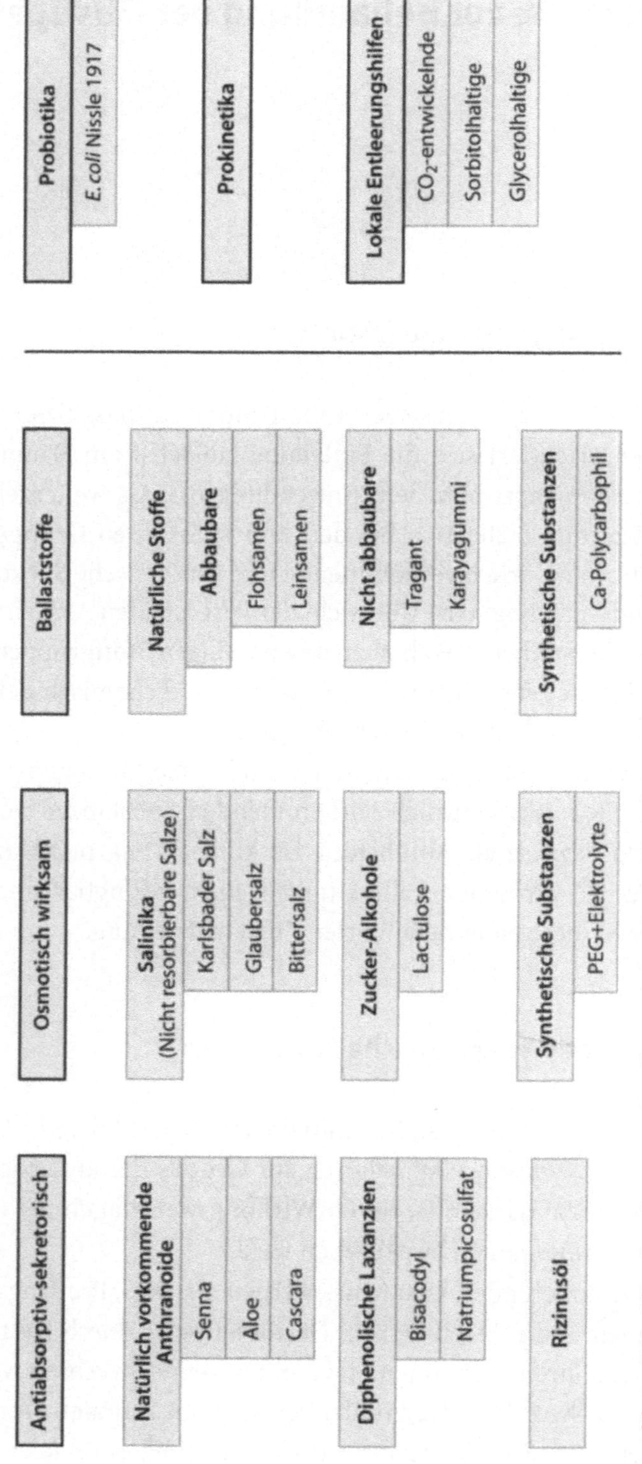

Abb. 5. Klassifikation der Arzneistoffe zur Behandlung der Obstipation mit Substanzbeispielen

kation wirken stimulierende Laxanzien wesentlich schneller, meist nach 30–60 Minuten.

Unabhängig von der Applikationsform wirken sie nicht systemisch, sondern lokal vom Darmlumen aus. Haupteffekte sind eine vorwiegend im Kolon gesteigerte Sekretion und verminderte Absorption von Flüssigkeit und Elektrolyten sowie zusätzlich eine verstärkte propulsive Motorik. Über welche Wirkmechanismen und mit welchem quantitativen Anteil jeweils bei den verschiedenen Substanzen diese Effekte vermittelt werden, ist trotz ihres verbreiteten Gebrauchs weitgehend unklar.

Alle Laxanzien dieser Gruppe sollten nicht bei Subileus- und Ileuszuständen angewandt werden. Bei längerem Gebrauch auftretende Hypokaliämien können wiederum die Obstipation verstärken und den Circulus vitiosus des Laxanzienmissbrauchs (siehe 4.2) unterhalten. Daher sollten antiabsorptiv-sekretorische Substanzen nur so kurz und so niedrig dosiert wie möglich gegeben werden. Vor einem ununterbrochenen Einsatz über mehr als 1–2 Wochen ohne qualifizierte ärztliche Beratung ist ausdrücklich zu warnen. Entsprechende Hinweise enthalten auch die Fach- und Patienteninformationen aller als Arzneimittel abgegebenen Präparate. Ein gewisser Widerspruch besteht allerdings zwischen diesen Ratschlägen und den Abgabemodalitäten für stimulierende Laxanzien. So sind beispielsweise von Bisacodyl zwar apotheken-, aber nicht rezeptpflichtige Einzelpackungen mit 200 Dragees bzw. Tabletten á 5 mg im Handel, deren Inhalt bei der empfohlenen Tagesdosierung (5–10 mg) für mindestens 3 Monate (!) ausreicht.

Der längerfristige, ärztlich indizierte Einsatz stimulierender Laxanzien ist bei schweren Formen der chronischen Obstipation nicht immer verzichtbar. Dann empfiehlt es sich, deren Dosierung durch Kombination mit anderen Stoffgruppen möglichst niedrig zu halten. Wegen der besseren Kontrollierbarkeit sollten Präparate mit standardisiertem Wirkstoffgehalt gegenüber Abführtees und ähnlichen Mischpräparationen bevorzugt werden.

Ein auffälliger, aber wohl eher harmloser Nebeneffekt des Dauergebrauchs von stimulierenden Laxanzien, vor allem Anthrachinonen, ist die *Melanosis coli*. Damit wird eine endoskopisch oft sehr eindrucksvolle schwarz-braune Verfärbung der Schleimhaut des Dickdarms meist über seine ganze Länge bezeichnet. Diese Pigmentierung ist zumindest teilweise reversibel und scheint keine pathophysiologische Relevanz zu besitzen.

2.2.1   Natürlich vorkommende Anthranoide (Anthrachinone)

Senna wurde als Abführmittel schon im 10. Jahrhundert durch die Araber in Europa eingeführt. Die anhaltende Beliebtheit der Anthrachinone beruht stark darauf, dass es sich um "pflanzliche Stoffe" handelt. Gefördert wird diese verharmlosende Wahrnehmung durch entsprechende Namensgebungen und ansprechende Pflanzendarstellungen auf vielen Verpackungen.

Die aktiven Wirkstoffe der Anthranoide sind Glykoside von Danthron-Derivaten bzw. dimeren Formen (Sennidiae). Danthron selbst musste wegen des Verdachts auf karzinogene Effekte (Assoziation mit Leber- und Darmtumoren) vor Jahren vom Markt zurückgezogen werden. Ein später ebenfalls vermuteter kausaler Zusammenhang zwischen der Einnahme auch anderer Anthranoide und dem vermehrten Auftreten von kolorektalen Karzinomen konnte jedoch in größeren klinischen Studien nicht bestätigt werden.

Bei den häufig gebrauchten Anthraglykosiden handelt es sich überwiegend um Extrakte aus Arzneipflanzen. Tabelle 19 zeigt eine Auswahl im Handel befindlicher Mono-Extrakte. Weitere, wie z. B. Rhabarberwurzel, sind nur in gemischten Drogenzubereitungen erhältlich.

Auch zu den wichtigsten Inhaltsstoffen, Sennoside A und B sowie Aloeemodin, liegen eher rudimentäre pharmakologische Daten vor, davon nur vereinzelt Untersuchungsergebnisse aus dem letzten Jahrzehnt. Gesichert erscheint, dass der laxativ wirksame Haupt-Metabolit der Sennoside – Rheinanthron – erst im Dickdarm durch bakterielle Enzyme aus β-Glykosiden freigesetzt wird, nachdem diese im oberen Gastrointestinaltrakt bis auf einen sehr geringen Anteil ($<5\%$) weder aufgespalten noch resorbiert worden sind (Leng-Peschkow 1992). Die ausgeschiedene Menge der resorbierten und oxidierten, teils auch konjugierten Produkte Rhein und Sennidine ist gering, aber ausreichend für ihren Nachweis im Urin. Sol-

Tabelle 19. Natürlich vorkommende Anthranoide

Anthranoiddrogen	Herkunftspflanzen	Handelspräparate (Auswahl Mono-Extrakte)
Aloe bardensis	Aloe	Kräuterlax A Kräuterdragees
Aloe capensis	Kap-Aloe	Aristo L
Rhamni purshianae cortex	Cascara-Rinde (Amerikanischer Faulbaum)	Legapas Mono
Sennae folium	Sennesblätter (Cassia-Strauch)	Dragees 19 Senna
Sennae fructus	Alexandriner-Sennesfrüchte	Depuran N, Liquidepur N, X-Prep Lösung
	Tinnevelly-Sennesfrüchte	Kneipp Wörisetten S

che Analysen auf Abbauprodukte von Laxanzien sind relevant für die Behandlung von Patienten mit Essstörungen, die einen meist nicht eingestandenen chronischen Missbrauch von Abführmitteln betreiben.

Handelspräparate (Auswahl)

Inhaltsstoffe und Präparateauswahl (siehe Tab. 19)

Darreichungsformen

Kapseln, Dragees, Kräutergranulat, Lösung.

Dosierung

Abendliche Einzeldosis von 20–40 mg Reinsubstanz an Hydroxyanthracenderivaten.

Pharmakokinetische Daten

Systematische Untersuchungen zur Kinetik von Drogenzubereitungen fehlen.

Unerwünschte Wirkungen

In Einzelfällen krampfartige Magen-Darm-Beschwerden.
Bei chronischem Gebrauch Störungen des Wasser- und Elektrolyt-Haushaltes, insbesondere Kaliumverluste, selten Albuminurie und Hämaturie.

Pigmenteinlagerungen in der Darmschleimhaut (sog. Melanosis coli).

Harmlose Rotfärbung des Urins, selten Albuminurie und Hämaturie.

Kontraindikationen

Schwangerschaft und Stillzeit; Kinder unter 10 Jahren.

Darmverschluss, akut-entzündliche Darmerkrankungen, abdominelle Schmerzen unbekannter Ursache; schwere Dehydratation und Kaliummangel.

Stuhlinkontinenz ist relative Kontraindikation, da längerer Hautkontakt mit Kot in den Vorlagen zu Hautschäden führen kann.

Alkoholhaltige Extrakte sind bei abstinenten Alkoholkranken zu vermeiden.

Interaktionen

Verstärkter Kaliumverlust durch Kombination mit nicht Kaliumsparenden Diuretika (Saluretika), durch Erniedrigung des Kaliumspiegels Wirkungsverstärkung von Herzglykosiden und Beeinflussung der Wirkung von Antiarrhythmika.

2.2.2   Diphenolische Laxanzien

Zuerst wurde Anfang des 20. Jahrhunderts der laxierende Effekt von Phenolphtalein entdeckt, anläßlich von Untersuchungen dieser Substanz als Nachweismittel für künstlich hergestellten Wein. Während Phenolphtalein in Deutschland jetzt nur noch in Kombination mit Ephedrin unter der Indikationsgruppe „Abmagerungsmittel" angeboten wird (Vencipon® N Drg.), sind Bisacodyl und Natriumpicosulfat derzeit die umsatzstärksten aller synthetischen Laxanzien.

Die als diphenolische Laxanzien zusammengefassten Verbindungen Phenolphtalein, Bisacodyl und Natriumpicosulfat sind Methanverbindungen (Triarylmethane), die mit Aromaten substituiert sind, welche phenolische OH-Gruppen tragen. Mehrere Mechanismen scheinen wesentlich beteiligt zu sein an der Wirkung dieser

Abführmittel. Unter anderem sollen eine Hemmung der Na^+-K^+-ATPase, eine Stimulation der Adenylatzyklase und eine Steigerung der Prostaglandin E-Synthese beitragen zur Verminderung der Nettoresorption von Flüssigkeit und damit zu einer Vermehrung des Stuhlvolumens (Schiller 1997). Unabhängig davon gibt es wahrscheinlich eine direkte stimulierende Wirkung auf das enterische Nervensystem mit Zunahme der propulsiven „Massenbewegungen" (siehe 1.1) des Dickdarms.

2.2.2.1 Bisacodyl

Im Gegensatz zu den Anthrachinonen wird Bisacodyl im Dünndarm gut resorbiert, in der Leber desacetyliert, glucoronidiert und über die Galle wieder in den Darm abgegeben. Die glucuronidierten Bisacodyl-Derivate werden nicht erneut resorbiert, sondern gelangen in dieser Form in das Kolon. Durch bakterielle Dekonjugation wird dort das freie Diphenol als aktiver Wirkstoff freigesetzt.

Diese Pharmakokinetik erklärt, dass Bisacodyl nur wirken kann bei intaktem Gallefluß und einer ausreichenden bakteriellen Besiedlung des Dickdarms. Wenn ein Verschlußikterus bekannt ist oder ein Anhalt besteht, dass die Darmflora durch Antibiotikabehandlung dezimiert worden ist, sollte primär auf die Anwendung dieses sonst hochwirksamen Laxans verzichtet werden.

Handelspräparate (Auswahl)
Agaroletten, Bekunis Dragees, Bisco-Zitron, Darmol Bisacodyl-Dragees, Dulcolax, Florisan, Laxagetten, Laxbene, Laxoberal Bisa, Marienbader Pillen N, Pyrilax, Stadalax, Tirgon N

Darreichungsformen
Magensaftresistente Dragees und Tabletten, Suppositorien

Dosierung
Abends 5–10 mg (1–2 Tbl./Drg.)

Pharmakokinetische Daten
Über Bioverfügbarkeit, Plasmaspiegel und Proteinbindung lie-

gen keine quantitativen Daten vor. Bisacodyl wird nach Passage des enterohepatischen Kreislaufs vorwiegend im Stuhl als Desacetylbisacodyl ausgeschieden. Nur wenig wird als Glucuronid renal eliminiert.

Unerwünschte Wirkungen

In seltenen Fällen Beschwerden oder Schmerzen im Bauchraum. Bei längerdauernder oder hochdosierter Anwendung kommt es häufig zum Verlust von Kaliumionen und anderen Elektrolyten. Dies kann zu Störungen der Herzfunktion und zu Muskelschwäche führen.

Kontraindikationen

Kinder unter 6 Jahren; schwangere und stillende Frauen.
Akute entzündliche Erkrankungen des Magen-Darm-Trakts (z. B. Appendizitis, Divertikulitis), Ileus und inkomplette Darmobstruktionen.
Störungen des Wasser- und Elektrolythaushalts, insbesondere Dehydratation und Hypokaliämie.

Interaktionen

Verstärkter Kaliumverlust durch Bisacodyl bei gleichzeitiger Einnahme von Diuretika und Kortikosteroiden.
Milch sowie alle säurehemmenden oder -neutralisierenden Präparate sollten nicht gleichzeitig mit Bisacodyl eingenommen werden.

2.2.2.2 Natriumpicosulfat

Natriumpicosulfat wird – im Gegensatz zu Bisacodyl – im Dünndarm kaum resorbiert, und erst im Kolon und ausschließlich durch bakterielle Sulfatasen zu seiner aktiven Form, dem freien Diphenol, hydrolysiert. Daher kann eine stark veränderte oder dezimierte Darmflora, z. B. nach Antibiotika-Einnahme, die Wirkung vermindern.

Der aktive, laxierend wirksame Metabolit von Bisacodyl und Natriumpicosulfat ist identisch. Die Wirkung im Sinne einer Stuhlentleerung soll nach 10–12 Stunden eintreten, so dass eine Einnahme am Abend generell empfohlen wird. Ohne ärztlichen Rat sollte die Anwendung auch von Natriumpicosulfat wegen der möglichen Langzeitnebenwirkungen bzw. -schäden nur kurzzeitig erfolgen.

Handelspräparate (Auswahl)
Abführtropfen-ratiopharm, Agiolax Pico, Laxoberal, Midro Tabletten-Pico, Regulax Picosulfat Tropfen

Darreichungsformen
Tabletten, Tropfen

Dosierung
5–10 mg als Einmaldosis

Pharmakokinetische Daten
Über Bioverfügbarkeit und Proteinbindung liegen keine quantitativen Daten vor. Ausscheidung überwiegend mit dem Stuhl, sowohl in Form des freien Diphenols als auch als Picosulfat selbst. Zum geringen Teil (keine Prozentangaben verfügbar) Ausscheidung im Urin als Glucuronid.

Unerwünschte Wirkungen
Selten abdominelle Beschwerden.
Bei längerdauender Anwendung – z. B. über 4 Wochen - Verstärkung der Darmträgheit und dosisabhängig Verluste von Wasser, Kalium- und anderen Ionen., die zu Herzrhythmusstörungen und Muskelschwäche führen können.

Kontraindikationen
Kinder unter 4 Jahren, schwangere Frauen.
Akute entzündliche Erkrankungen des Magen-Darm-Trakts (z. B. Appendizitis, Divertikulitis), Ileus und inkomplette Darmobstruktionen.
Dehydratation (Flüssigkeitsmangel, bei älteren Patienten nicht selten), Hypokaliämie.

Interaktionen
Bei gleichzeitiger oder vorangehender Einnahme von Antibiotika Verlust der laxierenden Wirkung möglich.
Natriumpicosulfat kann Kaliumverluste durch andere Arznei-

mittel – wie Diuretika und Kortikosteroide – verstärken. Dadurch Gefahr von Herzrhythmusstörungen und Muskelschwäche sowie verstärkte Empfindlichkeit gegen Herzglykoside.

2.2.3   Rizinusöl

Rizinusöl (Oleum ricini, Castor oil) wird gewonnen aus den Samen der Christpalme *(Ricinus communis)*, einem Wolfsmilchgewächs, das in den Tropen als hoher Baum und im Mittelmeer-Gebiet als Strauch wächst. Beim Auspressen des Öls aus den bohnenförmigen Samen verbleibt der Giftstoff Rizin im Pressrückstand. Trotz seines sehr schlechten Geschmacks war das Öl als stimulierendes Abführmittel bereits in der Antike weit verbreitet.

Rizinusöl besteht vorwiegend aus dem Triglycerid der Rizinolsäure (12-Hydroyölsäure). Im Dünndarm wird dieses nicht laxativ wirksame Triglycerid durch Lipasen – unter Mitwirkung von Gallensäuren – in Glycerol und den eigentlichen Wirkstoff, die freie Rizinolsäure, gespalten. Rizinolsäure wird resorbiert und als Hydroxyfettsäure metabolisiert.

Je nach Dosierung tritt die Wirkung nach 2–8 Stunden ein. Neben den üblichen Wirkungen antiabsorptiv-sekretorischer Substanzen wurde ein zytotoxischer Effekt auf Darmepithelien schon bei den üblichen pharmakologischen Konzentrationen von 1–5 mmol/l beobachtet. Ob es sich hier um einen Teil des Wirkmechanismus oder ein Epiphänomen handelt, ist ebenso unklar wie die Frage, ob ein vermehrter Gallenfluss mit resultierender Zunahme der Peristaltik im Dünndarm letztlich entscheidend für den kathartischen Effekt ist.

Das Problem des schlechten Geschmacks entfällt bei den Kapselpräparationen. Dennoch ist Rizinusöl auch in dieser Form weniger empfehlenswert zur Behandlung der chronischen Obstipation. Schwierig ist es, bei Rizinusöl die individuell adäquate Dosierung zu finden. Die hinreichende Menge, um einen weichen geformten Stuhl zu erhalten, ohne dass krampfartige Bauchschmerzen auftreten, ist sehr unterschiedlich und nicht vorhersagbar.

Handelspräparate (Auswahl)

Laxopol, Laxopol mild, raffiniertes Rizinusöl DAB 10

Darreichungsformen

Kapseln á 0,5 g, 1,0 g und 2,0 g; ölige Lösung

Dosierung

Bei den Kapselpräparaten 2–6 g, als ölige Lösung 30–60 ml in einer Einmaldosis abends

Pharmakokinetische Daten

Lokale Wirkung nach enzymatischer Freisetzung von Rizinolsäure im Dünndarm. Weitgehende Resorption und kompletter Abbau der Rizinolsäure im Fettstoffwechsel.

Gesicherte quantitative Daten zur Pharmakokinetik sind nicht verfügbar.

Unerwünschte Wirkungen

Vor allem bei höherer Dosierung Übelkeit, Erbrechen, schmerzhafte Darmkrämpfe und schwere Durchfälle. Bei chronischem Gebrauch Wasser- und Elektrolytverluste.

In seltenen Fällen Hautausschläge, die ein Absetzen der Medikation erfordern.

Interaktionen

Nur bei hoher Dosis kann durch Kaliumverluste die Wirkung von Herzglykosiden verstärkt werden. Die Aufnahme von fettlöslichen Vitaminen kann gehemmt werden.

Einnahme von Antihistaminika kann die laxierende Wirkung von Rizinusöl vermindern.

Kontraindikationen

Kinder unter 10 Jahren, Schwangerschaft und Stillzeit.

Anzeichen für Darmverschluss, entzündliche Erkrankungen des Darmes, Bauchschmerzen unklarer Ursache, Gallenwegserkrankungen und Flüssigkeitsmangel.

2.2.4   Sonstige stimulierende Laxanzien

Auch *Gallensäuren* wie Cholsäure und Chenodesoxycholsäure wirken über eine reduzierte Nettoabsorption von Wasser und Elektrolyten abführend. Bei den zur Obstipationsbehandlung notwendigen Dosierungen (3x250–500 mg/d) sind Gallensäurenpräparate allerdings deutlich teurer als alternative Laxanzien. Sie werden auch nicht gezielt für diese Indikation vermarktet.

Der Gebrauch von *Mineralölen* als Abführmittel ist in Deutschland unüblich und mit dem Nebenwirkungsrisiko belastet, dass schon bei Aspiration geringer Mengen gravierende Fettpneumonien auftreten können.

2.3   Osmotisch wirkende Substanzen

Diese chemisch heterogene Klasse von Abführmitteln umfasst osmotisch aktive Ionen oder Moleküle, die im Magen-Darm-Trakt gar nicht oder nur zu einem geringen Anteil resorbiert werden. Da kein Segment des menschlichen Darms einen osmotischen Gradienten zwischen Darminhalt und Plasma aufrechterhalten kann, bleibt entweder Wasser aus der Nahrung im Darmlumen gebunden, oder aber es strömt soviel Flüssigkeit aus dem Plasma in den Darm bis der osmotische Druck zwischen diesen Kompartimenten ausgeglichen ist. In jedem Fall resultiert ein erhöhter Flüssigkeitsgehalt des Stuhls mit breiiger oder flüssiger Konsistenz. Zusätzlich soll die Volumenzunahme zu einer vermehrten Wandspannung und dadurch gesteigerten Motilität im Kolon führen.

2.3.1   Salinische Laxanzien

Wirksame Bestandteile der üblichen Zubereitungen von Salinika sind schwer resorbierbare Magnesiumionen, Sulfate und Phosphate. Insbesondere Magnesiumionen sollen neben der osmotischen Aktivität zusätzlich durch die Freisetzung von Cholezystokinin aus der Dünndarmschleimhaut die propulsive Motilität steigern und durch eine Tonusverminderung des Sphinkter Oddi den Gallenfluss verstärken.

Salinische Abführmittel werden unter verschiedenen Bezeichnungen (siehe Tab. 20) überwiegend als relativ preiswerte generische Zubereitungen angeboten. Schon die Namen deuten auf eine Jahrhunderte lange Tradition ihres Gebrauchs hin. So ist Glaubersalz benannt nach dem deutschen Arzt, Apotheker und Chemiker Johann Rudolf Glauber (1604–1670). Er hat als erster die Synthese von Natriumsulfat aus Kochsalz und Schwefelsäure beschrieben.

Vor allem Karlsbader Salz und Glaubersalz sind in vielen Patientenratgebern als Hausmittelempfehlungen aufgeführt; Magnesiumsalze finden sich wegen ihres schlechten Geschmacks dort seltener. Auch sind salinische „Heilwässer" mit unterschiedlichen Salzkonzentrationen beliebte Bestandteile von ganzheitlichen Kurmaßnahmen aller Art. So ist das unseres Wissens einzige apothekenpflichtige Fertigarzneimittel dieser Gruppe im Indikationsbereich Laxanzien zur oralen Anwendung (F.X.Passage® – ein lösliches Pulver mit 30% Magnesiumsulfat und 9,5% Weinsäure) gezielt für den Einsatz im Rahmen von Entschlackungs- und Entsäuerungskuren nach Dr. F.X. Mayr entwickelt worden.

Tabelle 20. Übersicht salinischer Laxanzien

Bezeichnung	Synonyme	Chemische Zusamensetzung
Glaubersalz		Natriumsulfat
Bittersalz	Sal catharticum, Epsom salt, Seidschützer Salz	Magnesiumsulfat
Karlsbader Salz	Sal Carolinum, Pulvis Caroli	44% Natriumsulfat, 36% Natriumhydrogensulfat, 18% Natriumchlorid, 2% Kaliumsulfat
	Sal Carolinum factitium,	Wie natürliches Karlsbader Salz, außer Natriumhydrogencarbonat anstelle -sulfat
	Sal Carolinum artificiale	(n. DAB 6)
Abführende Salzmischung	Sal purgans compositum	42T. Natriumsulfat, 36,3T. Natriumhydrogencarbonat, 18,4T. Natriumchlorid, 3,3T. Kalium-sulfat (n. Ph. Helv. 7)

Salzhaltige Abführmittel zeigen in einem weiten Bereich eine direkte Dosis-Wirkungs-Beziehung. Durch Einnahme von etwa 200 mmol Magnesium in 24 Stunden lässt sich das Tages-Stuhlgewicht auf bis zu 1400 g steigern (Fine et al. 1991). Je nach Menge und Konzentration der Salzlösungen setzt die Wirkung nach 1–12 Stunden ein.

Bei chronischer Obstipation sollte immer mit *niedrigen Dosierungen* begonnen werden. Empfehlenswert sind zunächst für Glaubersalz und Karlsbader Salz 2 Teelöffel (8–10 g) und für Bittersalz 1 Teelöffel (4–5 g), jeweils einmal täglich aufgelöst in 1/4 l lauwarmem Wasser. Bei unzureichendem Erfolg kann diese Anfangsdosis über mehrere Tage bis zum Dreifachen gesteigert werden.

Bei zeitlich begrenzter Einnahme in den empfohlenen Dosierungen sind salinische Laxanzien für sonst gesunde Personen unbedenklich. *Kontraindiziert* ist ihr Gebrauch aber zur Behandlung der chronischen Obstipation bei *Patienten mit eingeschränkter Nierenfunktion*. Eine Akkumulation von Magnesium kann dann zu zentralnervösen Störungen bis hin zu Adynamie und Koma führen, obwohl von oral aufgenommenem Magnesium kaum mehr als 7% resorbiert werden (Fine et al.1991). Natriumhaltige Salinika wie Glaubersalz und Karlsbader Salz sollten nicht bei Hypertonie und Herzinsuffizienz eingenommen werden. Bei Magnesiumhaltigen Verbindungen ist als *Wechselwirkung* zu beachten, dass bei gleichzeitiger Einnahme die Resorption von Eisenpräparaten und Tetrazyklinen vermindert wird.

2.3.2   Natürliche nicht-salinische Osmotika

Zu dieser Gruppe gehören verschiedene schlecht resorbierbare Mono- und Disaccharide sowie deren Alkoholderivate. Die gebräuchlichsten Substanzen sind Lactulose, Lactitol, Sorbit und Glyzerin. Sie passieren weitgehend unverändert Magen und Dünndarm und steigern den osmotischen Druck im Kolon. Dort werden sie von Bakterien gespalten in kurzkettige Fettsäuren, die osmotisch noch wirksamer sind als die Ausgangssubstanzen, aber teilweise im Kolon resorbiert werden. Sie führen auch zu einer Vermehrung der intraluminalen Bakterienmasse. Durch die Gasbildung beim bakteriellen Abbau sind Blähungen die häufigste Nebenwirkung dieser Substanzklasse. Die Intensität des Meteorismus ist individuell sehr unterschiedlich, aber häufig limitierend für eine weitere Einnahme. Die Wirkung setzt später ein als bei den Salinika, manchmal erst nach 2–3 Tagen.

2.3.2.1 Lactulose und Lactitol

Lactulose ist ein Disaccharid aus D-Galactose und Fructose (4-o-β-D-Galactopyranosyl-D-Fructose), das durch menschliche Disaccharidasen nicht gespalten werden kann. Außer als Abführmittel wird es auch zur Prophylaxe und Therapie der hepatischen Enzephalopathie bei fortgeschrittenen Lebererkrankungen und für Sanierungsversuche bei Salmonellen-Dauerausscheidern eingesetzt.

Lactitol-Monohydrat ist ein Disaccharid aus Galactose und Sorbitol mit struktureller Verwandtschaft und vergleichbaren pharmakologischen Eigenschaften wie Lactulose.

Handelspräparate (Auswahl)

Lactulose: Bifinorma, Bifiteral, Hepa-Merz Lact, Hepaticum-Lac-Medice, Kattwilact, Lactofalk, Lactulose Heumann, Lactulose Neda, Lactulose-ratiopharm, Lactulose STADA, Laevilac S, Medilet, Tulotract

Lactitol: Importal, Neda Lactiv Importal

Darreichungsformen

Granulat, Pulver, Sirup, Kautabletten, Würfel

Dosierung

Die Dosierung muss individuell der Wirkung angepaßt werden. Als Anfangsdosis zur Behandlung der Obstipation werden 5–10 g Lactulose 1–2mal täglich oder 20 g Lactitol als Einmaldosis empfohlen. Bei guter Verträglichkeit und unzureichender Wirkung ist eine Steigerung bis zum Dreifachen der Initialdosis vertretbar.

Pharmakokinetische Daten

Lactulose wird durch die Disaccharidasen der Dünndarmschleimhaut nicht hydrolysiert. Nur 0,4–2% werden absorbiert und unverändert mit dem Urin ausgeschieden. Im Dickdarm erfolgt der Abbau durch bakterielle Enzyme zu kurzkettigen Fettsäuren – vor allem Milch-, Essig-, Propion- und Buttersäure – sowie Methan und Wasserstoff.

Unerwünschte Wirkungen

Bei mittlerer Dosierung zu Beginn häufiger leichte abdominelle Schmerzen, Meteorismus und Flatulenz. Unter hoher Dosierung können Nausea, Erbrechen und Diarrhö mit Elektrolytstörungen auftreten.

Bei langfristiger Einnahme in einer Dosierung, die zu anhaltend dünnen Stühlen führt, muss mit den üblichen laxanzienbedingten Störungen des Wasser- und Elektrolyt-Haushalts mit entsprechenden Folgen gerechnet werden.

Kontraindikationen

Ileus; Galactoseintoleranz

Interaktionen

Kaliumverlust durch andere Arzneimittel (Diuretika, andere Laxanzien, Kortikosteroide und Amphotericin B) kann verstärkt werden; dadurch ggf. vermehrte Wirkung von Herzglykosiden.

2.3.2.2 Sorbitol und Mannitol

Sorbitol (syn. Sorbit) ist ein im Pflanzenreich weit verbreiteter C_6-Zuckeralkohol. Er ist in vielen Früchten enthalten, z. B. in Vogelbeeren (*Sorbus aucuparia*). In großem Umfang wird Sorbit als Süßstoff für Diabetiker-Nahrungsmittel eingesetzt. Sorbitol als Laxans ist erhältlich als Fertigarzneimittel (Yal® Lösung) oder preiswerter als Sorbitol-Lösung 70%.

Mannitol (syn. Mannit) ist ebenfalls ein 6-wertiger Zuckeralkohol, Isomer mit Sorbitol. Mannit ist weitverbreitet in Pilzen, Algen, Pflanzen und Pflanzensäften.

Dosierung (initial z. B. 15 ml Sorbitol 70%), Pharmakokinetik und unerwünschte Wirkungen von Sorbitol und Mannitol sind vergleichbar mit den Eigenschaften von Lactulose. Bei gleicher Wirksamkeit (Lederle et al. 1990) ist Sorbitol aber viel preisgünstiger als Lactulose.

2.3.2.3 Glyzerin

Glyzerin (syn. Glycerol) ist ein osmotisch aktiver dreiwertiger Alkohol (1,2,3-Propantriol), der auch als Nebenprodukt bei der alkoholischen Gärung entsteht (im Wein 0,2–2% Glycerol). Glyzerin wird aber im Dünndarm rasch und praktisch vollständig resorbiert, so dass es bei oraler Anwendung keine osmotische Wirkung in den distalen Darmabschnitten entfalten kann.

Von der Kolonschleimhaut dagegen wird Glyzerin nicht resorbiert, so dass es ausschließlich zur lokalen rektalen Anwendung – meist in Suppositorien – seit langem erfolgreich eingesetzt wird (siehe 2.7.3)

2.3.3 Synthetische Osmotika

Polyethylenglykole (PEG, Macrogol) sind die einzigen relevanten Substanzen in dieser Gruppe. Trotz der Größe dieser metabolisch inerten, langen linearen Polymere (Molekulargewichte 3350 oder 4000 Dalton) entfalten sie in Lösung eine erhebliche osmotische Aktivität. Durch Auflösung in einer ausreichenden Menge Wasser (ca. 105 g PEG/l) und Zugabe von Elektrolyten wird ein Flüssigkeits- und Elektrolytverlust vermieden, der sonst bei größeren Mengen zu einer Hypovolämie oder kardialen Problemen führen könnte.

Seit vielen Jahren werden 3–4 l Polyethylenglykolhaltiger Lösungen routinemäßig oral oder per Magensonde zur Vorbereitung von Darmspiegelungen oder Darmoperationen gegeben. Für die meisten Endoskopiker ist diese Form der gastrointestinalen Lavage inzwischen das Verfahren der Wahl. Damit lässt sich eine sehr gute Übersicht erreichen bei gleichzeitig geringem Nebenwirkungsrisiko für die Patienten.

Seit etwa 5 Jahren erfreuen sich die gut wirksamen und verträglichen PEG-Lösungen auch zunehmender Beliebtheit bei der Behandlung verschiedener Formen der chronischen Obstipation. Für diese Indikation wird die tägliche Gabe von 125–375 ml isotonischer PEG-Lösung empfohlen, mit der ein weicher, formbarer Stuhl erzielt werden soll. Höhere Dosierungen (1–2 l) mit fraktionierter Gabe über mehrere Stunden werden auch bei gesicherter Koprostase (syn. Kotstau, fecal impaction) im Kolon oder Rektum erfolgreich eingesetzt.

Im Plazebo-Vergleich wurden Patienten mit chronischer funktioneller Obstipation mit täglich 17,5 g PEG in 300 ml Lösung behandelt; die mittlere Stuhlfrequenz stieg von 3,1 auf 7,4 pro Woche, und nach 20 Wochen waren in der PEG-Gruppe 77% versus 20% der Patienten in der Plazebo-Gruppe beschwerdefrei (Corazziari et al. 2000). In einer Vergleichsstudie mit 99 chronisch obstipierten Patienten (Attar et al. 1999) erwies sich PEG als mindestens so effektiv wie die gleiche Menge Lactulose; gleichzeitig klagten die Patienten der PEG-Gruppe seltener über Blähungen. Im Gegensatz zu Ballaststoffen werden für Polyethylenglykole auch gute Ergebnisse bei schwerer Obstipation mit verlangsamter Darmpassage (STC) beschrieben (Klauser et al. 1995).

Aufgrund der guten Steuerbarkeit mit weitgehend linearer Dosis-Wirkungs-Beziehung und der guten Verträglichkeit könnten sich PEG-Elektrolyt-Lösungen zunehmend als bevorzugtes Laxans gerade für ältere Patienten, z. B. Bewohner von Pflegeeinrichtungen, erweisen, die über längere Zeiträume eine abführende Behandlung benötigen. Studien zum Langzeiteinsatz liegen bisher allerdings noch nicht vor.

Handelspräparate (Auswahl)
Macrogol 3350 und Elektrolyte (Natrium 65 mmol/l, Chlorid 53 mmol/l, Hydrogencarbonat 17 mmol/l, Kalium 5,4 mmol/l): Movicol, Isomol
Macrogol 4000: Forlax 4000, Laxofalk

Darreichungsformen

Pulver (Beutel á 13 g+Elektrolyten bzw. 10 g PEG zum Auflösen in je 125 ml Wasser)

Dosierung

Chronische Obstipation: Beginn mit 1 Beutel pro Tag, steigerbar bis 3 Beutel

Koprostase: 8 Beutel in 1 l Wasser, auf 4–6 Stunden verteilt zu trinken

Pharmakokinetische Daten

Hochmolekulares PEG wird im Magen-Darmtrakt nur minimal resorbiert und auch durch bakterielle Enzyme nicht metabolisiert. Weniger als 1% werden im Urin ausgeschieden.

Unerwünschte Wirkungen

Bei höherer Dosierung abdominelle Schmerzen, Trommelbauch, Darmkollern und Übelkeit als Folge der Ausdehnung des Darminhalts.
In Einzelfällen allergische Reaktionen.

Interaktionen

Keine klinisch relevanten bekannt.

Kontraindikationen

Intestinale Obstruktion, Ileus, Perforationsgefahr, schwere entzündliche Darmerkrankungen

2.4 Ballaststoffe und Quellstoffe

Als Ballaststoffe bezeichnet man allgemein die Gesamtheit der unverdaulichen Nahrungsbestandteile, die sich überwiegend zusammensetzen aus Zellulose, Hemizellulosen und Pektinen. Diese nicht stärkehaltigen Kohlenhydrate können im menschlichen Dünndarm nicht durch Enzyme aufgespalten und resorbiert werden. Im Gegensatz zu pflanzlichen enthalten Nahrungsmittel tierischen Ursprungs keine Ballaststoffe.

Haupteffekt der Ballaststoffe und Quellmittel ist eine Volumenvermehrung des Stuhls bei allenfalls mäßiger Stimulation der Motilität. Daher sprechen am besten Patienten mit milder funktioneller Obstipation ohne Verzögerung des Transits und mit verminderter Sensibilität des Rektums auf diese Substanzen an. Enttäuschend sind die Ergebnisse bei STC, neurologischen Grunderkrankungen wie Querschnittslähmung oder Morbus Parkinson sowie bei Fällen Medikamenten-assoziierter Verstopfung, wenn die auslösende Medikation nicht abgesetzt oder umgestellt werden kann.

Generell ist festzustellen, dass Laxanzien aus dieser Gruppe eindeutig schwächer wirksam sind als stimulierende Substanzen. Dafür zeigen sie auch bei längerer Einnahme mit die beste Verträglichkeit. Vermehrte Blähungen sind zwar anfangs bei den bakteriell abbaubaren Substanzen nicht selten erheblich störend. Sie bessern sich aber teilweise nach einigen Wochen, wenn sich die intestinale Flora an das geänderte Nährstoffangebot adaptiert hat. Vergleichbar gut verträglich wie moderate Dosen von Quellstoffpräparaten sind nur die teureren isotonischen Polyethylenglykol-Lösungen aus der Gruppe der osmotischen Laxanzien.

Unter dem Aspekt der Obstipationsbehandlung ist der Übergang fließend zwischen der gezielten Aufnahme ballaststoffreicher Nahrungsmittel aus dem üblichen Supermarkt-Angebot, speziellen Zusätzen konzentrierter Ballaststoffe und den angebotenen Fertigarzneimitteln.

Die allgemeinen diätetischen und epidemiologischen Aspekte der Ballaststoffe werden bei den nicht medikamentösen Maßnahmen (6.1) näher besprochen. Nachfolgend sollen die gängigsten Zubereitungen vorgestellt werden, unter denen die Ballaststoffe mit hoher Quellfähigkeit ganz im Vordergrund stehen.

2.4.1 Natürlich vorkommende bakteriell abbaubare Stoffe

Die Psyllium-Präparate haben sich in dieser Gruppe unter den Fertigarzneimitteln eine führende Stellung sichern können. Im Vergleich zu Leinsamen oder Weizenkleie gelten weniger häufige Blähungsbeschwerden und geringere Kalorienzufuhr als Vorteile.

Grundsätzlich sollte wegen erheblicher individueller Unterschiede im Ansprechen und hinsichtlich der Ausprägung von Meteorismusbeschwerden mit einer geringen Dosis begonnen werden. Bis zu einer eventuellen ersten Dosissteigerung sollte 5–7 Tage gewartet werden, da ein Therapieerfolg sich häufig erst mit mehreren Tagen Verzögerung einstellt.

Für Patienten, bei denen akut eine Stuhlentleerung angestrebt wird, sind osmotische wirksame oder stimulierende Laxanzien besser geeignet.

2.4.1.1 Flohsamen (Psyllium)

Wegerichgewächse (*Plantago*) sind beliebte Arzneipflanzen. So werden die Blätter von Spitzwegerich (*Plantago lanceolata*) als Atemwegstherapeutikum eingesetzt. Für die Samen verschiedener Plantago-Arten, die sich als laxierende Quellmittel eignen, haben sich als Oberbegriffe Flohsamen oder *Psyllium* eingebürgert. Die exakten Bezeichnungen zeigt Tabelle 21.

In den Fertigpräparaten finden sich heute vorwiegend die Schalen der kleinen hellbraunen Samenkörner des indischen Flohsamens. Diese Samenschalen binden ungefähr das 40fache – etwa zehnmal soviel wie Kleie – ihres Ursprungsgewichts an Wasser. Dieser auch im Vergleich zu ganzen Flohsamen höhere Quellfaktor hat den Vorteil, dass eine geringere Substanzmenge eingenommen werden muss, um den gleichen Effekt zu erzielen.

Tabelle 21. Laxanzien aus Bestandteilen von Wegerich-Pflanzen

Herkunftspflanzen	Arzneistoff	Quellfaktor
Plantago psyllium o. *afra*(Flohwegerich) *Plantago indica* o. *arenaria* (Indischer o. Sandwegerich)	Psyllii semen (Flohsamen)	>10
Plantago ovata o. *isphagula*	Plantagini ovatae semen (Indische Flohsamen)	>9
	Testa plantaginis ovatae (Indische Flohsamenschalen)	>40

Als oft erwünschter Nebeneffekt führt die massive Volumenzunahme des Quellmittels im Magen und Darm bei vielen Patienten zu einem raschen Sättigungsgefühl bei der Nahrungsaufnahme und kann dadurch Bemühungen zur Gewichtsabnahme unterstützen.

Mit *Plantago ovata*-Samenschalen sind auch Studien zum Einfluss auf den Fettstoffwechsel durchgeführt worden, die bei längerdauernder Einnahme eine Verminderung des Cholesterins im Serum um bis zu 10% sowie eine leichte Verbesserung des LDL/HDL-Quotienten nachweisen konnten. Der Wirkungsmechanismus für dieses Phänomen ist nicht ganz sicher geklärt. Zum einen könnte eine verminderte Aufnahme von Nahrungsfetten bei reduziertem Appetit eine Rolle spielen. Zum anderen gibt es Hinweise, dass Flohsamen und auch andere Ballaststoffe Gallensäuren binden, die der Rückresorption in den enterohepatischen Kreislauf entzogen und ausgeschieden werden. Die dann notwendige Neusynthese von Gallensäuren benötigt Cholesterin, dass dadurch aus der Blutbahn eliminiert wird.

Handelspräparate (Auswahl)
Plantago ovata-Samen: Agiolax Ballast Pur
Plantago ovata-Samenschalen: Flosa, Flosine, Kneipp Abführ Herbagran Trink-Psyllium, Laxiplant soft, Metamucil kalorienarm, Mucofalk Apfel/Orange/Pur, Pascomucil, Plantocur
Plantago ovata-Samen und Samenschalen: Agiocur
Pascomucil, Plantocur

Darreichungsformen
Pulver oder Granulat zum Auflösen in reichlich Flüssigkeit

Dosierung
Zum Behandlungsbeginn maximal 6,5 g Samen oder Samenschalen empfehlenswert,
bei Dauereinnahme 3,35–19,5 g in 1–3 Einzeldosen

Pharmakokinetische Daten
Im oberen Magen-Darm-Trakt werden Flohsamen nicht abge-

baut und damit nicht resorbiert. Im Dickdarm teilweise Metabolisierung durch bakterielle Enzyme zu kurzkettigen Fettsäuren.

Unerwünschte Wirkungen

Bei Einnahme ohne ausreichend Flüssigkeit oder Einnahme im Liegen Gefahr von Anschwellen und Verlegung des Rachenraums oder der Speiseröhre mit Erstickungsgefahr.

Blähungen, Völlegefühl und Bauchschmerzen, vor allem zu Beginn der Einnahme.

In Einzelfällen Überempfindlichkeit bis zu anaphylaxieartigen Reaktionen.

Kontraindikationen

Schluckbeschwerden, krankhafte Verengungen in der Speiseröhre oder im Magen-Darm-Trakt, drohender oder bestehender Ileus.

Schwer einstellbarer Diabetes mellitus.

Interaktionen

Bei insulinpflichtigen Diabetikern kann eine Reduzierung der Insulindosis infolge verzögerter Kohlenhydrat-Resorption notwendig sein.

Quellmittel und motilitätshemmende Antidiarrhoika (Loperamid, Opiumtinktur etc.) dürfen nicht gleichzeitig verabreicht werden, da ein Darmverschluss auftreten kann.

Verminderte Resorption anderer Arzneistoffe, z. B. Eisen- und Lithiumpräparate.

2.4.1.2 Leinsamen (Semen lini)

Leinsamen sind die getrockneten reifen Samen der zartblau blühenden heimischen Lein- oder Flachspflanze, Linum usitatissimum. Leinsamen enthalten weniger als 10% Ballaststoffe, aber 35–43% Öl aus überwiegend ungesättigten Fettsäuren. Kalt gepresstes Leinöl (Oleum lini) soll auch alleine als mildes Abführmittel und bei externer Anwendung gegen Sonnenbrand helfen.

Leinsamen wird heute üblicherweise konsumiert als Schrot (Lini contusi semen), der in Apotheken und Reformhäusern vorrätig gehalten und gebrauchsfertig abgegeben wird.

Da die laxierende Wirkung relativ schwach ist, sind schon als Anfangsdosis morgens und abends je 1–2 Esslöffel Leinsamenschrot angemessen. Am angenehmsten einzunehmen ist Leinsamen, wenn er untergerührt wird in Milch, Joghurt oder Quark, ggf. mit Müsli. Eine erkennbare Wirkung stellt sich oft erst nach mehr als drei Tagen ein, so dass mit der Steigerung auf die Maximalmenge von 8 Esslöffeln täglich zunächst abgewartet werden sollte. Fertig gekaufter Leinsamenschrot ist binnen einer Woche zu verbrauchen, da er sonst ranzig wird, schlechter schmeckt und den Magen reizen kann.

2.4.1.3 Weizenkleie

Wegen der einfachen Dosierung, Zubereitung und Einnahme ist Weizenkleie (wheat bran) seit den 70er Jahren der wohl beliebteste und wissenschaftlich am intensivsten untersuchte Ballaststoff als Nahrungszugabe geworden. Folgender Vergleich verdeutlicht die praktischen Vorteile gegenüber anderen Ballaststoffen. Um das Stuhlgewicht zu verdoppeln, mussten gesunde Personen täglich nur 47 g Weizenkleie, aber 404 g Vollkornbrot, 681 g gekochten Karotten oder 1477 g Apfelfruchtfleisch zu sich nehmen (Cummings et al. 1978).

Zur Behandlung mit Weizenkleie wurden zahlreiche Studien durchgeführt. Eine Meta-Analyse zeigte, dass die bei Probanden beobachteten Effekte sich nicht direkt auf Obstipationspatienten übertragen lassen. So reichte die meist übliche tägliche Kleiedosis von etwa 20 g nicht aus, um eine signifikante Zunahme des Stuhlgewichts und der Stuhlfrequenz zu erzielen (Müller-Lissner 1988). Weitgehend gesichert ist inzwischen, dass Patienten mit stark verlangsamter Darmpassage (STC) oder funktionellen Defäkationsstörungen auch von höheren Dosierungen nicht profitieren. Daher sollte bei mangelndem Ansprechen auf eine langsam von 10 g bis 30 g gesteigerte Tagesdosis diese nicht einfach weiter erhöht werden, sondern diagnostisch die Transitzeit und mögliche Ursachen funktioneller Obstruktion abgeklärt werden, oder ein anderer Therapieansatz gewählt werden. Gerade bei älteren Patienten ist auch zu beachten, dass eine höher dosierte Kleiebehandlung zur vermehrten Kalziumausscheidung im Stuhl (Osteoporoserisiko) und eventuell weiteren Mangelzuständen (Magnesium, Eisen, Zink, Vitamine A und B$_6$) führen kann. Nicht auszuschließen ist, dass andere Ballaststoffpräparate auch entsprechende Nebeneffekte haben, diese aber nicht so intensiv untersucht worden sind wie bei Weizenkleie (Koelz 1989).

2.4.2 Natürlich vorkommende nicht bakteriell abbaubare Stoffe

Die Effekte dieser Quellstoffe bei der Obstipationsbehandlung bleiben nicht selten hinter den Erwartungen zurück. Eine Vermehrung des Stuhlvolumens tritt zwar regelhaft ein, die Steigerung der Stuhlhäufigkeit fällt aber sehr unterschiedlich und meist eher gering aus. Die Symptome einer milden bis mäßiggradigen Obstipation ohne Transitverzögerung sprechen aber häufig auf diese nebenwirkungsarmen Substanzen gut an (siehe auch 6.1.2).

Da die Volumenzunahme der Quellmittel überwiegend schon im Magen eintritt, erzeugen sie ein ausgeprägten Sättigungsgefühl. Dieser Nebeneffekt ist oft willkommen zur Unterstützung einer gewünschten Gewichtsabnahme.

2.4.2.1 Tragant

Tragant stammt von *Astragalus gummifer*, einer zur Familie der Hülsenfrüchte (Leguminosen) gehörenden Pflanze, die auf dem Balkan und in Vorderasien vorkommt. Durch Vergummung des Marks und Erhärtung des ausgetretenen Schleims wird Tragant gewonnen, der sich im wesentlichen zusammensetzt aus 60–70% Bassorin (wasserunlösliches, aber stark quellbares Polysaccharid (MG>100.000) und 30–40% Tragacanthin (hochpolymeres wasserlösliches Kohlenhydrat, MG>10.000). Mit Wasser quillt Tragant zu einer trüben gallertigen Masse auf, wobei die pH-abhängige Volumenzunahme im neutralen Milieu das 43fache, und im sauren etwa das 13fache beträgt (Burger u. Wachter 1998).

Als Abführmittel wird Tragant meist in Granulatform angeboten (z. B. Normacol®).

2.4.2.2 Karayagummi

Karayagummi, auch als indischer Tragant bezeichnet, wird – ähnlich wie Kautschuk – in Form erstarrter pathologischer Absonderungen von Bäumen gewonnen. Die geeigneten Sterculia-Arten, insbesondere Sterculia urens, kommen in Afrika und Indien vor.

Karayagummi bildet schon in geringer Konzentration visköse Schleime, quillt schneller als der originäre Tragant und bis zum 60fachen des Ausgangsvolumens.

Handelspräparate (Auswahl)
Decorpa, Granamon

Darreichungsform
Granulat

Dosierung
1–2mal täglich nach den Mahlzeiten je 1 Beutel Granulat á 4,2 g Karaya mit reichlich Flüssigkeit aufgelöst

Pharmakokinetische Daten
Quantitative Daten zu diesem Phytopräparat liegen nicht vor.

Unerwünschte Wirkungen
Völlegefühl, Appetitlosigkeit

Interaktionen
Keine Wechselwirkungen bekannt

Kontraindikationen
Schwangerschaft und Stillzeit, Darmverschluss

2.4.3   Synthetische Quellstoffe

Diese Substanzen spielen auf dem deutschen Markt noch keine nennenswerte Rolle. In den USA ist allerdings *Calcium Polycarbophil* (FiberCon®) sehr populär. Polycarbophil ist ein grosses Polymer ähnlich der Polyacrylsäure. Die Substanz ist hydrophil, nicht resorbierbar und metabolisch inert. Im Gegensatz zu Psyllium bildet Polycarbophil kein Gel, wenn es mit Wasser gemischt wird. Als Vorteile werden die bequeme Einnahme in Tablettenform und die fehlende Gasbildung angegeben. Auch wenn systematische Vergleichsstudien mit anderen Laxanzien fehlen, ist von einer relativ geringen laxierenden Wirkung und einem weniger günstigen Kosten-Nutzen-Verhältnis auszugehen.

Die weiteren synthetischen Polymere Methylcellulose (z. B. Tylose®M, Viscontran®) und Carboxymethylcellulose (z. B. Tylose®C, Nymcel®) sind nicht nur in sehr vielen galenischen Zubereitungen anderer Medikamente enthalten, sondern können auch als milde Laxanzien eingenommen werden. Als Dosierungen werden 1–3mal täglich 1 g oder 1,5 g empfohlen. Die Wirkung scheint der einer gleicher Menge von Psyllium zu entsprechen (Hamilton et al. 1988).

2.5   Probiotika (Mikrobiologika)

Die Darmflora ist wesentlich beteiligt an den physiologischen Prozessen der Dickdarmverdauung. Möglicherweise tragen Veränderungen des relativen Anteils verschiedener Bakterien zur Unterhaltung einer chronischen Verstopfung bei (Schulze 1992). Zwecks Modifikation der Kolonflora im Sinne einer „funktionellen Verbesserung" werden zahlreiche Präparate angeboten, die ganze lebensfähige oder abgetötete Bakterien sowie Suspensionen von Bestandteilen verschiedener Bakterienspezies enthalten.

Wissenschaftliche Studienergebnisse über einen günstigen Effekt auf die chronische Obstipation liegen aber ausschließlich für die orale Gabe eines einzigen Präparates vor. Dieses ist die Biotrockenmasse des gut definierten und genetisch sehr stabilen Stammes Nissle 1917 von lebensfähigen *Escherichia coli*-Bakterien. Möllenbrink und Bruckschen (1994) untersuchten in einer plazebokontrollierten randomisierten Studie 70 Patienten mit seit mindestens 12 Monaten anhaltender Obstipation. Unter achtwöchiger Einnahme des *E. coli*-Präparates (400 mg Biotrockenmasse täglich) war die mittlere Stuhlfrequenz pro Woche mit 6,0 signifikant höher als mit 1,9 unter Plazebo.

In einer anderen Studie (Bruckschen u. Horosiewicz 1994) wurden 300 mg des *E. coli*-Stamms Nissle 1917 mit zweimal 15 ml Lactulose-Sirup verglichen. Die Verbesserungen hinsichtlich Frequenz und Leichtigkeit des Absetzens von Stuhl waren gleichwertig. Blähungsbeschwerden waren jeweils häufigste Nebenwirkung beider Medikationen, traten bei dem Bakterien-Präparat jedoch deutlich seltener auf.

2.5.1 Escherichia coli-Bakterien Stamm Nissle 1917

Trotz der beschriebenen ermutigenden Studienergebnisse ist der Einsatzbereich dieser Bakterien bei der Obstipaton noch weitgehend unklar. Angesichts der nur sehr vagen Erkenntnisse hinsichtlich des Wirkungsmechanismus lassen sich auch keine Kriterien für Patientengruppen definieren, die von dieser probiotischen Therapie besonders profitieren könnten. Zudem liegen keine systematischen Untersuchungen vor, ob bei langfristig dauerhafter oder – wie vom Hersteller empfohlen – wiederholter „kurmäßiger" Anwendung der laxierende Effekt eventuell nachlässt oder doch Nebenwirkungen eintreten können.

Auch der relativ hohe Preis (Tagestherapiekosten über 3 €) spricht bei der Obstipation weniger für einen Einsatz als Mittel der ersten Wahl, sondern eher für die Anwendung in schweren Fällen bei Erfolglosigkeit oder Unverträglichkeit anderer Therapien.

Handelspräparate (Auswahl)
Mutaflor

Darreichungsformen
Kapseln (20 mg /100 mg), Suspension

Dosierung
Bei Obstipation 2–4 Kapseln á 100 mg, alternativ 5–10 ml Suspension täglich

Pharmakokinetische Daten

Quantitative Daten über Abbau, Vitalität und metabolische Effekte der Bakterienmasse liegen nicht vor.

Unerwünschte Wirkungen

Blähungen, die sich bei Reduzierung der Dosis oder spontan nach längerer Anwendung meist bessern.

Interaktionen

Gegen gramnegative Bakterien gerichtete Antibiotika und Sulfonamide können die Wirksamkeit von Mutaflor einschränken.

Kontraindikationen

Keine bekannt.

2.6 Prokinetika

Prokinetische Substanzen spielen bei der Behandlung der Obstipation bisher nur eine geringe Rolle. Bei einer Verstopfung mit vorwiegender Entleerungsstörung sind sie kontraindiziert, da krampfartige Bauchschmerzen ausgelöst werden können. Bei hartnäckiger Obstipation mit verlangsamten Transit besteht ein potentielles Indikationsgebiet, obwohl klinische Ergebnisse mit den bisher verfügbaren Prokinetika auch hier eher dürftig waren.

Die älteren Substanzen Metoclopramid und Domperidon regen zwar die Motilität des oberen Gastrointestinaltrakts an, sind bei der chronischen Obstipation aber nicht wirksam, da sie keine nennenswerten Effekte auf den unteren Dünndarm und den Dickdarm aufweisen.

Cisaprid (Alimix®, Propulsin®) - ein Agonist am $5-HT_4$-Serotonin-Rezeptor – war bis zum Sommer 2000 das insgesamt meist eingesetzte Prokinetikum. Trotz seiner fraglichen Wirkung auf die Kolonmotilität wurde Cisaprid als vielversprechende Therapiealternative empfohlen, vor allem für Reizdarm-Patienten mit dominierender Obstipation. Günstige Daten einiger Studien (Farup et al. 1998) konnten wir in einer eigenen Untersuchung (Publikation in Vorbereitung) nicht reproduzieren. Nicht absehbar ist, ob und ggf. wann die derzeit wegen möglicher schwerer kardialer Nebenwirkungen ruhende Zulassung wieder aufleben wird.

Der neue Serotonin-Rezeptor-Agonist *Prucaloprid* soll erstmals selektiv die Motilität des Dickdarms anregen, ohne die Magenentleerung oder den Dünndarmtransit zu beeinflussen. Dieses „Kolon-Prokinetikum", das zur neuen Wirkstoffklasse der Benzofurancarboxamide gehört, ist noch nicht zugelassen. Trotz vielversprechender erster Studienergebnisse (Bouras et al. 1999) bleibt abzuwarten, welchen Stellenwert Prucaloprid im praktischen Breiteneinsatz bei der Obstipationsbehandlung erreichen kann.

Tegaserod ist ein partieller 5-HT_4-Rezeptor-Agonist mit prokinetischer Wirkung. Er verkürzt die orozökale Transitzeit und tendenziell auch den Kolontransit. Eine sichere Beurteilung, ob Tegaserod sich in der Behandlung der „Slow transit constipation" etablieren kann, wird erst in einigen Jahren möglich sein nach Abschluss weiterer Studien.

Das Antibiotikum *Erythromycin* wirkt als Motilin-Agonist schon in relativ niedriger Dosis prokinetisch auf den oberen Gastrointestinaltrakt bis einschließlich des Dünndarms, beeinflusst aber nicht den Kolontransit. Klinische Wirksamkeitsnachweise für den Einsatz von Erythromycin gegen chronische Obstipation liegen nicht vor.

2.7 Lokale Entleerungshilfen

Als lokal wirkende Abführmittel sind zahlreiche Zäpfchen sowie Fertigklysmen (Einläufe mit sehr unterschiedlichen Volumina) auf dem Markt. Eine lokale Behandlung bietet sich besonders an, wenn Entleerungsstörungen bei der Obstipation im Vordergrund stehen oder eine herabgesetzte Sensibilität des Rektums zur Symptomatik beiträgt.

Einläufe werden vor allem in Altenpflegeeinrichtungen gerne vom Pflegepersonal appliziert, da der zeitliche Eintritt des Defäkationserfolgs bei einer üblichen Latenz von 15–60 Minuten relativ gut planbar ist. Durch Zusatz von Kontrastmitteln oder Radioisotopen konnte gezeigt werden, dass die Flüssigkeit bei üblichen Einmalklysmen mit Volumina um 100 ml in der Regel bis zur linken Kolonflexur vordringt. Zur Selbstbehandlung sind Klysmen aber eher nicht zu empfehlen, da durch das Einführen des Plastikkatheters Verletzungen im Analkanal oder Rektum verursacht werden können.

Ein recht große Zahl von Arzneistoffen mit unterschiedlichen Wirkprinzipien stehen entweder zusätzlich neben oralen Applikationsformen (z. B. Bisacodyl, Lactulose) oder ausschließlich (z. B. Glyzerin, CO_2-Entwickler) für die rektale Anwendung zur Verfügung. Aus der Gruppe stimulierender Substanzen werden Anthrachinon-Derivate nicht in Suppositorien angeboten. Dies liegt wahrscheinlich an der im Vergleich zu anderen rektal applizierten Stoffen sehr verzögerten Wirkung durch die zunächst notwendige bakterielle Spaltung der glykosidischen Bindung.

Hingegen ist das diphenolische Laxans *Bisacodyl* (Substanzprofil, siehe 2.2.2.1.) auch beliebt zur lokalen Anwendung. Im Gegensatz zur Latenz von 6–10 Stunden nach oraler Gabe führt Bisacodyl in Suppositorien (z. B. von Dulcolax®, Laxbene®, Pyrilax®) meist bereits nach 10–45 Minuten zur Stuhlentleerung. Als spezielle Nebenwirkung nur bei regelmäßiger lokaler Anwendung wird über Brennen im Enddarmbereich berichtet, das endoskopisch mit einer milden unspezifischen Proktitis korreliert. Außerdem werden krampfartige Bauchschmerzen nicht nur bei oraler, sondern gelegentlich auch bei rektaler Applikation von Bisacodyl angegeben.

Von den osmotisch wirksamen Substanzen ist *Sorbitol* – anders als Glyzerin – bei oraler Einnahme ebenso wirksam wie Lactulose (Lederle et al. 1990) und dabei deutlich preisgünstiger. Ein Fertigpräparat für die Indikation Obstipationsbehandlung steht allerdings nicht zur oralen, sondern nur zur lokalen rektalen Applikation zur Verfügung.

Systematische Vergleichsuntersuchungen zum Einsatz rektal applizierbarer Abführmittel hinsichtlich Wirksamkeit und subjektiver Verträglichkeit liegen nicht vor, so dass sich auch keine fundierten differenzialtherapeutischen Empfehlungen ableiten lassen.

2.7.1 Kohlendioxid-entwickelnde Suppositorien

Nach der Applikation schmelzen die Suppositorien rasch durch die Körperwärme. Beim Kontakt mit der im Rektum vorhandenen Flüssigkeit werden aus den aktiven Inhaltsstoffen Natriumhydrogencarbonat und Natriumdihydrogenphosphat etwa 120 ml Kohlendioxid freigesetzt. Diese Gasmenge bewirkt eine zunehmende Spannung der Rektumwand und löst so den Reflexmechanismus zur Defäkation aus. Besonders bei Patienten mit chronischer Obstipation und sekundär verminderter Wahrnehmung der rektalen Dehnung kann dieses gut verträgliche Therapieprinzip hilfreich sein.

INN

Natriumhydrogencarbonat, Natriumdihydrogenphosphat

Handelspräparate (Auswahl)

Lecicarbon CO_2-Laxans, Optipurgan

Darreichungsformen

Suppositorien

Dosierung

Ein bis maximal zwei Zäpfchen 15–30 Minuten vor gewünschter Stuhlentleerung.

Pharmakokinetische Daten

CO_2 ist ein physiologisch im Dickdarm enthaltenes Gas, das nicht nennenswert resorbiert wird.

Kontraindikationen

Megakolon und akut-entzündliche Darmerkrankungen

Unerwünschte Wirkungen, Interaktionen

Keine bekannt.

2.7.2   Sorbitolhaltige lokale Entleerungshilfen

Gerade bei älteren Patienten erschweren häufig harte Kotballen im Rektum die Stuhlentleerung.

Durch die Kombination von Sorbitol und Natriumcitrat wird das im Stuhl physikalisch gebundene Wasser freigesetzt und der Kot nachhaltig aufgeweicht. Durch diesen – auch als „Peptisierung" bezeichneten – Prozess kann in den meisten Fällen binnen weniger Minuten ein Defäkationserfolg mit kompletter Entleerung des Rektums erreicht werden.

Handelspräparate (Auswahl)

Microklist, 1 × klysma Sorbit Klistier

Darreichungsformen und Dosierung

Jeweils ein Miniklistier mit 3,125 g Sorbitol (+450 mg Natriumcitrat +45 mg Natriumlaurylsulfoacetat) in 5 ml Lösung oder ein Klysma mit 27 g Sorbitol in 135 ml Lösung

Pharmakokinetische Daten

Keine quantitativen Angaben bekannt. Wahrscheinlich keine nennenswerte Absorption und fast komplett unveränderte Ausscheidung mit dem Stuhl

Unerwünschte Wirkungen

In Einzelfällen leichtes Brennen im Analbereich oder Überempfindlichkeitsreaktionen.

Kontraindikationen

Erbliche Fructoseintoleranz.

Interaktionen

Keine bekannt

2.7.3   Glyzerinhaltige lokale Entleerungshilfen

Glycerol (syn. Glyzerin, siehe 2.3.2.3) wirkt in hypertoner Lösung stark irritierend auf die Rektumschleimhaut. Durch den osmotischen Effekt kommt es zur Wassersekretion ins Darmlumen, meist begleitet von Schleimabsonderungen. Sekundär wird auch die Motilität des Rektums angeregt.

Die Latenz bis zum Wirkungseintritt kann bis zu 90 Minuten betragen. Sie ist damit etwas länger als bei anderen Wirkprinzipien lokaler rektaler Entleerungshilfen.

Handelspräparate (Auswahl)
Glycilax, Milax, Nene-Lax
Norgalax (Kombination mit Docusat-Natrium)

Darreichungsformen
Suppositorien, Gel in Klistiertuben

Dosierung
1–2 Zäpfchen (á 1 g Glycerol 85%) ca. 1 Stunde vor gewünschter Stuhlentleerung; initial 1 Tube (á 3 g Glycerol und 0,12 g Docusat-Natrium) und bei Bedarf eine zweite Tube am gleichen oder nächsten Tag

Pharmakokinetische Daten
Von rektal appliziertem Glycerol wird nur ein sehr geringer Anteil resorbiert und renal eliminiert.

Unerwünschte Wirkungen
In Einzelfällen Schleimhautreizungen und Brennen im Analkanal.

Kontraindikationen
Ileus, Verdacht auf Appendizitis und Bauchschmerzen ungeklärter Ursache. Bei stark entwickelten Hämorrhoiden und Fissuren im Analbereich besondere Vorsicht bei Indikationsstellung und Anwendung.

Interaktionen
Bei gleichzeitiger Anwendung Verminderung der Reissfestigkeit und Beeinträchtigung der Sicherheit von Kondomen.

2.8   Differenzialtherapeutische Ansätze bei Obstipation

Generelle Zielsetzung ist natürlich, je nach zugrunde liegender Störung mit dem geringsten Aufwand und Risiko möglichst effektiv zu behandeln. Wenn nach intensiver Aufklärung und Korrektur eventuell übersteigerter Erwartungshaltungen ein Therapiebedarf bestehen bleibt, sollten daher zunächst nicht medikamentöse Möglichkeiten (siehe 6) ausgeschöpft werden. Deren Effektivität ist aber begrenzt.

Bei primär oder zusätzlich notwendiger Pharmakotherapie sollte man sich in der Praxis auf wenige Substanzen beschränken, deren spezifische Effekte und mögliche Nebenwirkungen man entsprechend gut kennt. Aus Gründen der Sicherheit und Steuerbarkeit sollten pharmakologisch definierte Monopräparate bevorzugt werden. Obwohl viele Patienten und sicher auch manche Ärzte gefühlsmäßig „Abführtees" und andere „natürliche" Mischungen von Abführmitteln bevorzugen, ist hier die Relation zwischen sicherer Wirkung und unerwünschten Nebeneffekten im allgemeinen ungünstiger als bei den „chemischen" Substanzen oder definierten Mono-Phytopharmaka, wie z. B. Flohsamenschalen.

Die meisten Empfehlungen zu einer medikamentösen Differenzialtherapie der Obstipation können sich leider nicht einmal auf mittlere Evidenzgrade stützen, da nur wenige Ergebnisse methodisch hochwertiger klinischer Studien vorliegen. Die in Tabelle 22 aufgeführten Anhaltspunkte basieren daher weitgehend auf klinischen Erfahrungen und auf Überlegungen, wie sich die Pathophysiologie der jeweiligen Obstipationsform und der überwiegende Wirkungsmechanismus verschiedener Laxanzien am besten ergänzen.

Tabelle 22. Ansätze zur Differenzialtherapie der Obstipation nach klinischen Erfahrungen und pathophysiologischen Aspekten

Obstipationsformen/spezielle klinische Situationen	Primäre Therapieansätze
Kurzfristige situative Obstipation	Lactulose, PEG-Lösung, Flohsamen (z. B. postoperativ, Reisen, Medikamente)
Chronische Obstipation mit normalem Transit und normaler Entleerung	Ballaststoff-angereicherte Diät, Flohsamen
Obstipation mit verzögertem Transit (STC)	Bisacodyl, Natriumpicosulfat
Ausgangsobstruktion	CO_2- oder Bisacodyl-Suppositorien, ggf. Biofeedback
Entwöhnung von stimulierenden Laxanzien	Osmotische Laxanzien und/oder Suppositorien, gleichzeitig Steigerung der Ballaststoffzufuhr
Schwangerschaft	Lactulose, Sorbitol, CO_2-Suppositorien
Querschnittslähmung	Suppositorien (Bisacodyl, Glycerol, CO_2)
Schmerztherapie mit Opiaten	Stimulierende Laxanzien (Diphenole, Anthrachinone)
Koprostase (Stuhlimpaktion)	PEG-Elektrolyt-Lösung

2.9   Weiterführende Literatur

Arzneimittelkommission der deutschen Ärzteschaft (Hrsg.) (2000) Arzneiverordnungen, 19. Aufl., Deutscher Ärzte Verlag, Köln

Attar A, Lémann M, Ferguson A, Halphen M et al. (1999) Comparison of a low dose polyethylene glycol electrolyte solution with lactulose for treatment of chronic constipation. Gut 44: 226–230

Bouras EP, Camilleri M, Burton DD, McKinzie S (1999) Selective stimulation of colonic transit by the benzofuran SHT4 agonist prucalopride in healthy humans. Gut 44: 682–686

Bruckschen E, Horosiewicz H (1994) Chronische Obstipation – Vergleich von mikrobiologischer Therapie und Lactulose. Münchener Med Wschr 136: 241–245

Burger A, Wachter H (1998) Hunnius Pharmazeutisches Wörterbuch. Walter de Gruyter, Berlin New York

Corazziari E, Badiali D, Bazzocchi G, et al. (2000) Long term efficacy, and tolerability of low daily doses of isoosmotic polyethylene glycol electrolyte balanced solution (PMF-100) in the treatment of functional chronic constipation. Gut 46: 522–526

Cummings JH, Southgate DAT, Branch W, et al. (1978) Colonic response to dietary fibre from carrot, cabbage, apple, bran and guar gum. Lancet I: 5–8

Ewe K (1989) Medikamentöse Therapie der Obstipation. In: Müller-Lissner SA, Akkermans LMA (Hrsg.) Chronische Obstipation und Stuhlinkontinenz. Springer, Berlin Heidelberg New York Tokio, 267–286

Farup PG, Hovendak N, Wetterhus S, Lange OJ, Hovde O, Trondstad R (1998) The symptomatic effect of cisapride in patients with irritable bowel syndrome and constipation. Scand J Gastroenterol 33: 128–131

Fine KD, Santa Ana CA, Fordtran JS (1991) Diagnosis of magnesium-induced diarrhea. N Engl J Med 324: 1012–1017

Fuchs CS, Giovanucci EL, Colditz GA, Hunter DJ et al. (1999) Dietary fiber and the risk of colorectal cancer and adenoma in women. N Engl J Med 340: 169–176

Füsgen I (1993) Constipation. MMV Medizin Verlag, München

Hamilton JW, Wagner J, Burdick BB, Bass P (1988) Clinical evaluation of methylcellulose as a bulk laxative. Dig Dis Sci 33: 993–998

Klauser AG, Mühldorfer BE, Voderholzer WA, Wenzel G, Müller-Lissner SA (1995) Polyethylene glycol 4000 for slow transit constipation. Z Gastroenterol 33: 5–8

Koelz HR (1989) Allgemeine Maßnahmen und Ernährungsempfehlungen. In: Müller-Lissner SA, Akkermans LMA (Hrsg) Chronische Obstipation und Stuhlinkontinenz. Springer, Berlin Heidelberg New York Tokio, 251–264

Lederle FA, Busch DL, Mattox KM, West MJ, Aske DM (1990) Cost-effective treatment of constipation in the elderly: a randomized double-blind comparison of sorbitol and lactulose. Am J Med 89: 597–601

Leng-Peschkow E (1992) Senna and its rational use. Pharmacology 44 (Suppl.1): 1–52

Möllenbrink M, Bruckschen E (1994) Behandlung der chronischen Obstipation mit physiologischen Escherichia coli–Bakterien. Med Klin 89: 587–593

Müller-Lissner SA (1988) Effect of wheat bran on weight of stool and gastrointestinal transit time: a meta-analysis. Br Med J 296: 615-617.

Müller-Lissner St (1996) Obstipation. In: Hahn EG, Riemann JF (Hrsg.) Klinische Gastroenterologie, 3. Aufl. Thieme, Stuttgart, 318–327

Schiller LR (1997) Cathartics, laxatives, and lavage solutions. In: Friedman G, Jacobson ED, McCallum RW (eds) Gastrointestinal pharmacology and therapeutics. Lippincott-Raven, Philadelphia, 159–174

Schulze J (1992) Obstipation und Darmflora. Z Ärztl Fortb Jena 86: 121–126

Woodward MC (1999) Constipation: issues of management. In: Ratnaike RN (ed) Diarrhoea and constipation in geriatric practice. Cambridge University Press, Cambridge UK, 194–200

3 Arzneistoffe zur Behandlung der Diarrhö

3.1 Basistherapie zum Ausgleich von Flüssigkeits- und Elektrolytverlusten

Die Behandlungsindikation richtet sich nach der Schwere des Flüssigkeits- und Elektrolytverlustes. Wichtigste therapeutische Sofortmaßnahme ist eine ausreichende Substitution von Flüssigkeit und Salzen mittels Elektrolyt-Glukose-Lösungen ähnlich der WHO-Empfehlung. Der Zusatz von Kohlenhydraten ist wichtig, da er die Resorption von Natrium und Wasser fördert und so den weiteren Elektrolyt- und Flüssigkeitsverlust reduziert.

Nach der folgenden vereinfachten Rezeptur kann eine solche Lösung gegebenenfalls auch „unter Dschungelbedingungen" selbst hergestellt werden:

2 Esslöffel Traubenzucker (Glukose), ersatzweise handelsüblicher Zucker
1 Teelöffel Kochsalz (Natriumchlorid)
1/2 Teelöffel Natron (Natriumhydrogenkarbonat)
in 1 l abgekochtem Trinkwasser

Eine Auswahl gebrauchsfertiger Handelspräparate als Pulver zum Auflösen ist in Tabelle 23 dargestellt. Der Aufstellung ist auch zu entnehmen, dass übliche Getränke im Vergleich dazu wenig Elektrolyte enthalten. Wenn nichts anderes zur Verfügung steht, sollten Cola- oder Limonadengetränke daher zumindest mit Kochsalz angereichert werden.

Falls wegen Erbrechens oder Bewusstseinsstörungen eine ausreichende orale Flüssigkeitsaufnahme nicht möglich ist, muss – vor allem bei Kindern, multimorbiden und alten Menschen – umgehend eine intravenöse Infusionstherapie begonnen werden. Geeig-

Tabelle 23. Vergleich der Zusammensetzung verschiedener oraler Rehydratationslösungen zur Diarrhöbehandlung mit einigen Getränken (modifiziert nach Caspary 1999)

Lösung bzw. Getränk	Na$^+$	K$^+$	Cl$^+$	Citrat	Kohlenhydrate
	[mmol/l]	[mmol/l]	[mmol/l]	[mmol/l]	[g/l]
WHO-Empfehlung	90	20	80	30*	20
Elotrans®	90	20	80	30	20
Isolyt von ct®	90	20	80	30	20
Oralpädon 240®	60	20	50	30	17,8
Saltadol®	90	20	80	0**	20
Santalyt®	60	20	60	20	17,8
Coca Cola®	1,6	<1	0	0	100
Gatorade®	23,5	<1	17	0	40
Apfelsaft	<1	25	<1	variabel	100–120
Orangensaft	<1	50	<1	50	80–100

*Alternativ Hydrogencarbonat
** Stattdessen 30 mmol/l Hydrogencarbonat

net für einen eventuellen ambulanten Beginn ist eine Ringer-Laktat-Lösung, der 10–20 mmol Kalium pro Liter zugesetzt werden. Anschließend sind unter stationären Bedingungen Zusammensetzung und Menge weiterer Infusionen zu adaptieren, entsprechend der Ein-/Ausfuhr-Bilanz und regelmäßigen Kontrollen der basalen Parameter Pulsfrequenz, Blutdruck, Hämatokrit, Serumelektrolyte und Säure-Basen-Haushalt.

3.2   Motilitätshemmende Antidiarrhoika

Vor allem ihr rascher Wirkungseintritt und die hohe Ansprechrate machen die motilitätshemmenden Substanzen, und unter ihnen insbesondere das Opioid Loperamid, in der Praxis zur bevorzugten symptomatischen Medikation bei mittelschweren bis schwereren akuten und chronischen Diarrhöen. Opiate und Opioide hemmen sowohl die Flüssigkeitssekretion als auch die Vorwärtsbewegung des flüssigen Darminhalts.

Ihr Einsatz ist angezeigt, wenn eine ausgeprägte akute Diarrhö mit Flüssigkeits- und Elektrolytverlust auf die supportive Therapie unzureichend anspricht. Vertretbar ist die längerfristige Gabe von Opioiden auch bei entsprechendem Leidensdruck durch häufige Stuhlentleerungen, wenn bei chronischem Durchfall eine kausale Therapie nicht zur Verfügung steht oder die Symptomatik nicht hinreichend lindern kann.

Bei infektiös bedingten blutigen Diarrhöen und schweren toxischen Verlaufsformen wird vom Einsatz motilitätshemmender Antidiarrhoika unter der Vorstellung abgeraten, dass dadurch die Infektionsdauer und die Einwirkungszeit von Toxinen im Darm verlängert werden. Klinische Studien zur Betätigung dieser pathophysiologisch plausibel erscheinenden Hypothese liegen allerdings nicht vor.

3.2.1 Loperamid

Loperamid ist ein synthetisches Piperidin-Derivat, das sowohl die Strukturmerkmale von Haloperidol als auch von Diphenoxylat beinhaltet. Loperamid bindet mit hoher Affinität an intestinale μ-Opiat-Rezeptoren. Durch Druck, Prostaglandine, Fettsäurederivate und andere Stimuli vermittelte Kontraktionen der glatten Darmmuskulatur sind inhibiert. Loperamid wirkt aber nicht direkt antagonistisch zur Stimulation durch Acetylcholin oder VIP. Die propulsive Peristaltik wird reduziert, der anale Sphinktertonus gesteigert, die bei Diarrhö pathologisch verkürzte Transitzeit verlängert (Ooms 1984). Der zusätzliche antisekretorische Effekt im Dünndarm kann auch genutzt werden, um bei Patienten mit künstlichem Darmausgang den chronischen Flüssigkeitsverlust und die Stuhlmengen zu reduzieren (Tytgat 1977).

Loperamid unterliegt einem ausgeprägten First-pass-Metabolismus in der Darmwand und in der Leber mit biliärer Sekretion als

Glucuronid, so dass nur geringe systemische Konzentrationen erreicht werden. Durch die selektive Bindung an die Rezeptoren in der Darmwand und die bei erhaltener Blut-Hirn-Schranke nur ganz minimalen Konzentrationen im Hirngewebe hat Loperamid praktisch keinen analgetischen Effekt und keine zentralen Nebenwirkungen. Da im langjährigen breiten Einsatz bei Beachtung der Kontraindikationen keine schwerwiegenden unerwünschten Wirkungen beobachtet wurden, ist die Substanz seit 1999 auch in Deutschland nicht mehr rezeptpflichtig.

Handelspräparate (Auswahl)
Azuperamid, Boxolip, D-Stop-ratiopharm, duralopid, Endiaron L, Imodium, Lopalind, Lop-Dia, Lopedium, Metifex-L

Darreichungsformen
Kapseln, Tabletten, Filmtabletten, Brausetabletten, Lösung, Lingualplättchen

Dosierung
Akute Diarrhö: Anfangsdosis 4 mg, danach 2 mg nach jedem ungeformten Stuhl, bis zur Tagesmaximaldosis 16 mg
Chronische Diarrhö: Empfohlene Tagesdosis 4 mg.

Pharmakokinetische Daten
Absorption >65%; Bioverfügbarkeit <20%; Proteinbindung 96,5%; $t_{1/2}$=10–12 h. Ausscheidung zu 1/3 unverändert und ca. 2/3 metabolisiert mit dem Stuhl , sowie <2% unverändert renal eliminiert.

Unerwünschte Wirkungen
Selten Bauchkrämpfe, Übelkeit, Mundtrockenheit, Müdigkeit, Schwindelgefühl, Hautexantheme. Bei Nichtbeachtung der Gebrauchshinweise in Einzelfällen Ileus und toxisches Megakolon.

Kontraindikationen
Kinder unter 2 Jahren; Schwangerschaft, Stillzeit.
Absolut: Aufgetriebener Leib, Ileus, Obstipation, bekannte Überempfindlichkeit.

Relativ (nur nach sorgfältiger Abwägung durch behandelnden Arzt): Durchfälle, die mit Fieber und blutigem Stuhl einhergehen; hochfloride Stadien von Kolitis ulzerosa und Morbus Crohn (Gefahr des toxischen Megakolons); Durchfälle bei Antibiotika-assoziierter Kolitis; schwere Lebererkrankungen.

Interaktionen
Keine relevanten Interaktionen bekannt

3.2.2   Diphenoxylat

Diphenoxylat wird seit über 30 Jahren als Antidiarrhoikum eingesetzt. Wie Loperamid unterdrückt es durch Einwirkung auf µ-Opiatrezeptoren in der Darmwand eine durch cholinerge Effekte pathologisch gesteigerte Darmmotilität. In der empfohlenen Dosierung reduziert es spezifisch die peristaltische Aktivität und verlängert die intestinale Transitzeit. Im Vergleich zu Loperamid wird es mit 90% besser resorbiert und passiert stärker die Blut-Hirn-Schranke. Wegen des bei Diphenoxylat höheren Risikos zentralnervöser Nebenwirkungen sollte im allgemeinen Loperamid bevorzugt werden, das bei vergleichbarer Wirksamkeit auch eine größere Vielfalt von Darreichungsformen für unterschiedliche klinische Situationen bietet.

Diphenoxylat ist als Handelspräparat nur erhältlich in fixer Kombination mit Atropinsulfat. Diese Kombination soll nach Herstellerangaben einen Missbrauch verhüten, der sonst in Einzelfällen bei Einnahme hoher Dosen möglich wäre.

Handelspräparat
Reasec

Darreichungsform
Tabletten á 2,5 mg Diphenoxylat-HCl+0,025 mg Atropinsulfat

Dosierung

Akute Diarrhö: Anfangsdosis 20 mg (viermal 2 Tbl.) über den Tag verteilt.

Chronische Diarrhö: Beginn mit 5 mg (zweimal 1 Tbl.) täglich.

Pharmakokinetische Daten

Absorption >90%; maximale Plasmakonzentration 2–3 Stunden nach Einnahme.

Unerwünschte Wirkungen

Überempfindlichkeitsreaktionen (einschl. allergischer Exantheme), Bauchschmerzen, aufgetriebener Leib, Erbrechen, Verstopfung, Kopfschmerzen, Benommenheit oder Schwindel.

Vermindertes Reaktionsvermögen mit *Beeinträchtigung der aktiven Teilnahme am Straßenverkehr* auch bei bestimmungsgemäßem Gebrauch.

Als mögliche Effekte von *Atropinsulfat:* Herzrasen, Mundtrockenheit, trockene Haut und Übelkeit.

Kontraindikationen

Kinder unter 5 Jahren; sehr strenge Indikationsstellung in Schwangerschaft und Stillzeit.

Ileus; bekannte Überempfindlichkeit; akute Durchfälle mit hohem Fieber und Blut im Stuhl; Kolitis ulzerosa im akuten Schub; akute Durchfälle durch Enterotoxin-bildende Erreger bzw. Antibiotika-assoziierte Kolitis; schwere Lebererkrankungen.

Interaktionen

Verstärkung von zentralnervös wirksamen Substanzen (Barbiturate, Tranquilizer, Narkotika, Alkohol).

3.2.3   Opiumtinktur

Der Einsatz natürlicher Opiate zur Behandlung von Diarrhöen ist stark zurückgegangen seit Einführung der synthetischen Substanzen, die von Abhängigkeitspotential und unerwünschten Effekten am Zentralnervensystem weitgehend frei sind.

Für einige Patientengruppen mit sonst therapieresistenten chronischen Diarrhöen ist Tinctura opii (Verschreibung auf Betäubungsmittelrezept mit Höchstmenge 40 g) aber weiter Therapie der Wahl. Wenn beispielsweise anhaltende Diarrhöen als Folge von Strahlentherapien bei fortgeschrittenen metastasierten Tumorleiden oder nicht kausal behandelbare Darminfektionen bei AIDS mit Wasting-Syndrom extrem die Lebensqualität beeinträchtigen, spielt die potentielle Abhängigkeitsentwicklung eine untergeordnete Rolle und ist die zusätzliche antitussive und euphorisierende Wirkung der Opiate häufig erwünscht.

Die Dosierung von Opium-Tinktur DAB (Morphin-Gehalt 1%) muss individuell ermittelt werden. Je nach Vorbehandlung sollte mit täglich dreimal 10 bis fünfmal 20 Tropfen begonnen werden.

3.2   Adsorbentien

Diese Substanzen finden in den Lehrbüchern und Standardwerken der Gastroenterologie meistens gar keine Erwähnung, obwohl sie – wie die adstringierenden Substanzen – vor allem im Rahmen der Selbstmedikation häufig eingenommen werden.

3.3.1   Carbo medicinalis

Medizinische Kohle ist auf spezielle Weise verkohltes Material pflanzlicher Herkunft mit einer großen inneren adsorptiven Oberfläche. Die Wirksamkeit von Kohle für die Durchfalltherapie ist nicht gesichert.

Medizinische Kohle wird in viel größeren Mengen auch eingesetzt bei oralen Intoxikationen, um die Resorption der Giftstoffe zu vermindern. Wohl ebenfalls effektiv, aber nicht ausreichend durch kontrollierte Studien untersucht, ist auch der Ansatz, bei Vergiftungen mit Arzneistoffen, die dem enterohepatischen Kreislauf unterliegen (z. B. Carbamazepin, Phenobarbital, Theophyllin) durch wiederholte Gabe von Kohle die Elimination zu beschleunigen.

Handelspräparate (Auswahl)
Kohle-Compretten, Kohle-Hevert, Kohle-Pulvis, Ultracarbon

Darreichungsformen
Tabletten, Granulat

Dosierung
Drei- bis viermal täglich je 0,5–1 g auf leeren Magen mit reichlich Flüssigkeit

Pharmakokinetische Daten
Inerte, nicht resorbierbare Substanz

Unerwünschte Wirkung
Schwarzfärbung des Stuhls

Interaktionen
Verminderte Wirkung zahlreicher Arzneimittel bei gleichzeitiger Einnahme

Kontraindikation
Kurzfristig geplante Endoskopie (Sichtbehinderung)

3.3.2 Kaolin

Kaolin – weißer Ton oder Porzellanerde – ist ein praktisch inertes Pulver. Es adsorbiert Wasser und vermehrt die Stuhlkonsistenz. Die Zahl der Stuhlentleerungen wird aber nicht signifikant reduziert. Inwieweit eine Adsorption von Bakterien und bakteriellen Toxinen einen günstigen klinischen Effekt auf den Verlauf infektiöser Diarrhöen hat, ist bisher nicht quantitativ nachgewiesen.

Handelspräparat
Kaoprompt-H

Darreichungsform
Lösung (2,958 g Kaolin+0,066 g Pektin in 15 ml)

Dosierung

Nach jedem Stuhlgang oder bis zu viermal täglich jeweils 4 Esslöffel (≅60 ml bzw. 12 g Kaolin)

Pharmakokinetische Daten

Nach oraler Gabe wird Kaolin weitgehend unresorbiert wieder ausgeschieden.

Unerwünschte Wirkungen

Geringgradige vorübergehende Magen-Darm-Beschwerden

Interaktionen

Verminderte Resorption und reduzierte Wirkung anderer Arzneimittel möglich (z. B. Herzglykoside, Antibiotika). Daher Anwendung mindestens 2–3 Stunden vor weiteren Medikamenten.

3.4   Adstringentien und Antiseptika

Adstringierende Gerbstoffe wie Tannin werden bei der Diarrhö unter der Vorstellung eingesetzt, dass die eiweißfällenden Eigenschaften dieser Pharmaka zur Bildung eines Präzipitats als Schutzschicht auf der Darmschleimhaut führen. Die Resorption toxischer Stoffe und die Hypersekretion sollen dadurch reduziert werden.

Neben der bekanntesten Gerbstoffdroge Tanninalbuminat gibt es zahlreiche Phytotherapeutika mit vergleichbarem Wirkprinzip, als Fertigarzneimittel z. B. Tormentillwurzel, Eichenrinde, Uzarawurzel und Karottenpulver.

3.4.1   Tanninalbuminat

Tanninalbuminat ist eine durch Hitzeeinwirkung (110–120° C) über 5–6 Stunden gehärtete Verbindung von Eiweiß mit Gerbsäure (Tannin=trimere Gallussäure), die aus natürlichen Rohstoffen gewonnen wird. Tanninalbuminat wird anstelle von reinem Tannin eingesetzt, weil es die Magenschleimhaut nicht reizt und den Wirkstoff erst allmählich während der Darmpassage freisetzt.

Handelspräparate (Auswahl)

Tannalbin

Tannacomp (Kombination mit Ethacridinlactat)

Darreichungsform

Kapseln, Tabletten

Dosierung

Je nach Schweregrad der Diarrhö alle 1–2 Stunden 500–1000 mg mit reichlich Flüssigkeit bis zum Sistieren des Durchfalls.

Pharmakokinetische Daten

Im Darm Spaltung in Tannin und Eiweißkomponente. Das freigesetzte Tannin wird nicht resorbiert, sondern überwiegend in Gallussäure abgebaut und zum kleineren Anteil unverändert im Stuhl ausgeschieden (keine quantitativen Angaben verfügbar).

Unerwünschte Wirkungen

Selten allergische Reaktionen auf den Albuminanteil.

Kontraindikationen

Im ersten Trimenon der Schwangerschaft und bei Säuglingen unter 3 Monaten Einnahme nur unter ärztlicher Kontrolle.

Interaktionen

Bisher nicht bekannt.

3.4.2   Ethacridinlactat

Ethacridin wird als Antiseptikum vor allem äußerlich an Haut und Schleimhaut (z. B. Rivanol®) und zur Blasenspülung eingesetzt. Bei oraler Einnahme sollen sowohl direkte antiseptisch-bakteriostatische, als auch adstringierende Effekte zur prophylaktischen und therapeutischen Wirkung gegen Diarrhöen beitragen. Für die Kombination mit Tanninalbuminat liegen positive Studienergebnisse zur Reisediarrhö vor (siehe 4.3 u. 4.4).

Handelspräparate (Auswahl)

Metifex

Tannacomp (Kombination mit Tanninalbuminat)

Darreichungsform

Dragees

Dosierung

Dreimal täglich 200 mg, zur Prophylaxe einmal täglich 200 mg

Pharmakokinetische Daten

Nur minimale Resorption; <0,1% werden renal eliminiert, der Rest mit dem Stuhl.

Unerwünschte Wirkungen

Vereinzelt Druckgefühl im Oberbauch, Übelkeit oder Erbrechen. Gelbfärbung des Magen- und Darminhalts.

Kontraindikationen und Interaktionen

Keine bekannt

3.4.3 Bismutverbindungen

Bismutpräparate werden in Deutschland vorwiegend bei Dyspepsie-Beschwerden und als Reservemittel zur Helicobacter-Eradikation eingesetzt. Zur Durchfallbehandlung sind sie hier wenig populär, werden aber im angelsächsischen Raum gerne als Prophylaktikum und zur Therapie der Reisediarrhö angewendet. Als Antidiarrhoikum ist nur die dreiwertige Verbindung *Bismutsubsalicylat* eingehender untersucht worden. Mehrere Studien geben Hinweise auf eine Wirksamkeit bei der Prophylaxe und Behandlung der Reisediarrhö (Greenberg et al. 1997). Bismutsubsalicylat wird durch Kontakt mit der Magensäure in Bismutoxychlorid und

Salicylsäure gespalten. Da letztere resorbiert wird, gelten die gleichen Kontraindikationen wie für Acetylsalicylsäure, die auch nicht zeitgleich eingenommen werden sollte. Nach Zwischenreaktionen werden über 99% des aufgenommenen Bismuts mit dem Stuhl als Bismutsulfid ausgeschieden, welches die auffällige Schwarzfärbung des Stuhls bewirkt. Bismutsubsalicylat (z. B. Katulcin R®, Bismutsubsalicylat-Steigerwald®) zeigt eine direkte toxische Wirkung auf pathogene Darmbakterien. Es bindet Enterotoxine und hat einen antisekretorischen Effekt auf die Dünndarmschleimhaut, der wahrscheinlich noch durch die Salicylat-Komponente gefördert wird. Von einer Einnahme über länger als 4 Wochen wird wegen des Risikos für Neurotoxizität und Enzephalopathie abgeraten. Als seltene Nebenwirkung wurde ein nach Absetzen der Medikation reversibler Tinnitus beschrieben. Vergleichende Untersuchungen mit anderen Bismutverbindungen – z. B. Bismutaluminat, Bismutcitrat, Bismutgallat und Bismutnitrat – sind uns zur Indikation Diarrhö nicht bekannt.

3.5 Mikroorganismenhaltige Mittel

Zahlreiche Präparate, die ganze Organismen oder Bestandteile von Bakterien und Hefepilzen enthalten, werden für die Prophylaxe und Behandlung akuter Diarrhöen angeboten.

Untersuchungen zur Wirksamkeit gibt es für zumindest drei Mikrobiologika. Während diese zum E. coli-Bakterien Stamm Nissle 1917 (Substanzprofil, siehe 2.5.1) eher den Charakter von Einzelfall-Beobachtungen haben, liegen für *Saccharomyces boulardii* und *Lactobacillus gasseri* Studien mit größeren Patientenzahlen vor. Allerdings beziehen sich alle methodisch überzeugenden Wirksamkeitsnachweise nur auf den Sonderfall der Antibiotika-assoziierten Diarrhöen. Daher erscheint es uns – im Gegensatz zu einer aktuellen Bewertung von *Saccharomyces boulardii* (Arzneimittelkommission 2000) – zumindest verfrüht, den Einsatz dieser auch relativ teuren Präparate allgemein für die Prophylaxe und Akutbehandlung, z. B. von Reisediarrhöen, zu empfehlen.

3.5.1 Saccharomyces boulardii

Von der Bierhefe *Saccharomyces boulardii* (syn. *Saccharomyces cerevisiae* Hansen CBS 5926) werden lebensfähige Zellen als Trockenhefe eingenommen. In vitro wird bei Co-Kultivierung eine Wachstumshemmung enteropathogener Keime (*E. coli*, Salmonellen, *Clostridium difficile* etc.) beschrieben; Angaben zur Konzentrationsabhängigkeit dieses Effekts liegen allerdings nicht vor. Fimbrientragende Keime sollen an die Oberfläche von Saccharomyces gebunden werden (ca. 100 Bakterien je Hefezelle). Es gibt auch Hinweise, dass die Hefezellen die enterale Immunglobulin A-Produktion stimulieren.

In einer Studie zur pseudomembranösen Kolitis konnte bei Patienten mit mehrmaligen Rückfällen gezeigt werden, dass die additive Gabe zu Standard-Antibiotika die weitere Rezidivrate von 65 auf 35% verminderte (McFarland et al. 1994). In der Erstbehandlung ergab sich aber kein signifikanter Vorteil für die Zugabe der Bierhefen. Auch ein prophylaktischer Ansatz bei notwendiger Antibiotikatherapie von Risikopatienten wurde untersucht. McFarland et al. (1995) beschrieben, dass bei Behandlung mit β-Lactam-Antibiotika durch zusätzliche Einnahme von zweimal täglich 500 mg *Saccharomyces boulardii* das Risiko für Diarrhöen von 14,6% auf 7,2% gesenkt werden konnte. Eine Verallgemeinerung dieser Ergebnisse auf infektiöse Diarrhöen aller Art erscheint aber aus pathophysiologischen Überlegungen sehr fragwürdig, da hier im Gegensatz zu den Durchfällen mit *Clostridium difficile*-Besiedlung keine massive Vorschädigung der Darmflora vorliegt.

Handelspräparate (Auswahl)
Diarrhoesan SC, Hamadin, Omniflora Akut, Perenterol, Perocur, Santax S

Darreichungsform
Kapseln, Pulver

Dosierung
Ein- bis zweimal täglich 250 mg Trockenhefe ($1{,}8{\times}10^{10}$ lebensfä-

hige Zellen); ggf. zur Vorbeugung von Reisediarrhöen beginnend 5 Tage vor der Abreise.

Pharmakokinetische Daten

Keine Angaben über Metabolismus, Vitalität oder ggf. Vermehrung der Hefezellen.

Unerwünschte Wirkungen

Blähungen. In Einzelfällen Exantheme und anaphylaktische Reaktionen.

Verfälschung mikrobiologischer Stuhluntersuchungen bei Unkenntnis des Labors über die Einnahme von Saccharomyces.

Kontraindikationen

Säuglinge und Kleinkinder unter 2 Jahren.

Patienten mit zentralvenösem Katheter und/oder gestörtem Immunstatus (z. B. HIV-Infektion, Chemotherapie oder Bestrahlung) wegen des Risikos generalisierter Infektionen durch die lebenden Hefezellen

Interaktionen

Gleichzeitige Einnahme von Antimykotika vermindert Wirkung. Blutdruckerhöhung bei Einnahme gleichzeitig mit MAO-Hemmstoffen.

3.5.2 Lactobacillus-Präparate

Laktobazillen sind Bakterien, die Kohlenhydrate aus der Nahrung zu Milchsäure und anderen organischen Säuren metabolisieren. Über eine Senkung des intraluminalen pH-Werts im Darm soll das Wachstum enteropathogener Keime gehemmt werden. Verschiedene Stämme und Präparationen von Laktobazillen unterscheiden sich erheblich in ihrer Fähigkeit zur Ansiedlung und Vermehrung im Darm. Daher ist es fraglich, ob sich mit einem bestimmten Laktobazillen-Präparat erzielte Behandlungsergebnisse auf andere Spezies oder Zubereitungen dieser Bakterien übertragen lassen.

Neben Untersuchungen zur Reisediarrhö (siehe 4.3 u. 4.4) gibt es größere Studien (Arvola et al. 1999; Vanderhoof et al. 1999) zum prophylaktischen Einsatz von *Lactobacillus casei*-Stamm GG bei 119 bzw. 188 Kindern, die wegen akuter bakterieller Infekte mit Antibiotika behandelt werden mussten. Im Vergleich zu Plazebo wurde eine Verminderung Antibiotika-assoziierter Diarrhöen von 16 auf 5% bzw. von 26 auf 8% erzielt. Zwar statistisch signifikant hinsichtlich der Diarrhö-Inzidenz, klinisch aber eher marginal waren die Effekte einer Dauergabe von Lactobacillus GG bei unterernährten Kleinkindern in Peru (Oberhelman et al. 1999).

Zwei weitere Studien untersuchten den therapeutischen Einsatz von Lactobacillus GG bei Kindern bis zum dritten Lebensjahr mit akuten Diarrhöen, die überwiegend durch Rotaviren verursacht waren (Guarino et al. 1997; Guandalini et al. 2000). Im Plazebovergleich wurde bei beiden Untersuchungen eine signifikante Verkürzung der Symptomdauer ermittelt.

Möglicherweise ist zumindest Lactobacillus GG auch geeignet zur Rezidivbehandlung bei durch Clostridium *difficile* ausgelösten Diarrhöen (Gorbach et al. 1987, Pochapin 2000).

Handelspräparate (Auswahl)

Acidophilus–Zyma: 905 mg Magermilchpulver mit 10^4–10^5 lebensfähigen *Lactobacillus acidophilus*-Keimen.

Hylak N: Je ml Stoffwechselprodukte von 2×10^9 *Lactobacillus helveticus*, mit einem Gehalt an Milchsäure 110 mg, Lactose 55 mg.

Omniflora N: Kombinationspräparat mit je 25 mg Kulturlyophilisat von *Lactobacillus gasseri* und *Bifidobacterium longum* (je 2×10^7–2×10^8 KBE)

Omnisept: Lactobacillus acidophilus-Kulturlyophilisat mit 5×10^9 nicht lebensfähigen Keimen 35 mg + Trockensubstanz aus Stoffwechselprodukten von $5{,}2\times10^8$ *Lactobacillus acidophilus* 80 mg.

Paidoflor: Kulturlyophilisat 20 mg *Lactobacillus acidophilus* mit 2×10^7–2×10^8 lebensfähigen Bakterien.

Darreichungsform

Kapseln, Kautabletten

Dosierung

Je nach Präparat unterschiedlich

Pharmakokinetische Daten

Keine Hinweise auf eine systemische Aufnahme von *Lactobacillus gasseri.*

Unerwünschte Wirkungen und Kontraindikationen

Keine bekannt.

Interaktionen

Bei gleichzeitiger Antibiotika-Gabe kann die Wirksamkeit vermindert sein.

3.6 Spezifische antimikrobielle Therapeutika

Ein kausaler Therapieansatz gegen die Diarrhö setzt im Prinzip eine entsprechende Diagnostik voraus. Diese ist bei akuten Durchfällen jedoch nur indiziert, wenn sich aus dem Verlauf oder besonderen Charakteristika der Patienten relevante Risikokonstellationen erkennen lassen (siehe Tab. 10). Bei chronischen Durchfällen ist eine mikrobiologische kausal orientierte Diagnostik notwendig, wenn deutliche Hinweise auf organbezogene, nicht rein funktionelle Ursachen bestehen.

Der Effekt von Antibiotika auf die Intensität und Dauer unkomplizierter bakteriell bedingter Durchfälle ist eher gering. Bei Personen ohne Grunderkrankung mit milder Salmonellen-Enteritis führt eine antibiotische Therapie sogar zu einer verlängerten Keimausscheidung, ohne die Diarrhödauer wesentlich zu beeinflussen (Lubasch u. Lode 2000). Bei Risikopatienten (unter 4 und über 75 Jahre, schwere Grunderkrankung, Immunschwäche oder -suppression) oder auch Personen ohne diese Faktoren mit gravierender klinischer Symptomatik (über 48 Stunden anhaltend hohes Fieber, blutiger Stuhl, beginnende Somnolenz trotz Flüssigkeitsgabe) kann durch rechtzeitigen Einsatz von Antibiotika aber ein sonst potenziell lebensbedrohlicher Verlauf mit septischer Generalisierung abgewendet werden.

Für die häufigsten bakteriellen und parasitären Erreger von Durchfallerkrankungen zeigt Tabelle 24 empfehlenswerte Antibiotika mit der im allgemeinen erforderliche Therapiedauer, die bei immunsupprimierten Patienten um die Hälfte verlängert werden sollte.

Bei schweren bakteriellen Diarrhöen sollten Keimisolierung und Resistenztestung angestrebt und Stuhlproben vor Beginn einer An-

Tabelle 24. Antibiotische Therapie bei bakteriellen und parasitären Enteritiden (modifiziert nach Lubasch u. Lode 2000)

Erreger	Medikament 1. Wahl (Tagesdosis)	Alternative (Tagesdosis)	Therapiedauer (d)
E. coli (ETEC, EIEC, EHEC)	Ciprofloxacin 2x500 mg p. o.	Cotrimoxazol 2x160/800 mg p. o.	2–5
Campylobacter jejuni	Ciprofloxacin 2x500 mg p. o.	Clarithromycin 2x250 mg p. o.	5
Shigellen	Ciprofloxacin 2x500 mg p. o.	Cotrimoxazol 2x160/800 mg p. o.	3–7
Salmonella enteritica	Ciprofloxacin 2x500 mg p. o.	Cotrimoxazol 2x160/800 mg p. o.	5–7
Salmonella typhi/paratyphi	Ciprofloxacin 2x500 mg p. o. oder 4x200 mg i. v.	Ceftriaxon 1x2 g i. v.	14
Yersinia enterocolitica	Ciprofloxacin 2x500 mg p. o.	Cotrimoxazol 2x160/800 mg p. o.	5–7
Vibrio cholerae	Cotrimoxazol 2x160/800 mg p. o.	Ciprofloxacin 2x500 mg p. o.	5
Clostridium difficile (Antibiotika-assoziiert)	Metronidazol 4x500 mg p. o.	Vancomycin 4x125 mg p. o. (nur!)	7–14
Giardia lamblia	Metronidazol 3x250 mg p. o.	Tinidazol 1x2 g p. o.	7 (Metronidazol) 3–5 (Tinidazol)
Entamoeba histolytica	Metronidazol 3x750 mg p. o.	Tinidazol 1x2 g p. o.	5–10 (Metronidazol) 3–5 (Tinidazol)

tibiotika-Behandlung zur Untersuchung eingesandt werden. Überwiegend muss dann jedoch mit der Antibiotika-Gabe begonnen werden, bevor der bakteriologische Befund eintrifft. Bei schweren Reisediarrhöen gibt es meistens vor Ort keine entsprechenden diagnostischen Möglichkeiten. In beiden Situationen sollten relativ gut verträgliche Antibiotika gewählt werden, die gegen die häufigeren bakteriellen Erreger erfahrungsgemäß zuverlässig wirksam sind. Derzeit sind Ciprofloxacin und Cotrimoxazol die bevorzugten Antibiotika, um eine emprirische Therapie mit guten Erfolgsaussichten einzuleiten. Eher selten muss die Behandlung später entsprechend der bakteriologischen Typisierung und Resistenztestung oder bei Nachweis von Parasiten umgestellt werden.

Es würde hier den Rahmen sprengen, Substanzprofile aller Antibiotika vorzustellen, die zur Behandlung Durchfälle verursachender bakterieller Infektionen geeignet sein können. Daher werden nur die zur Initialtherapie derzeit favorisierten Substanzen Ciprofloxacin und Cotrimoxazol ausführlich besprochen. Dazu kommt Metronidazol als wichtiges Mittel gegen parasitäre Durchfallerkrankungen und Antibiotika-assoziierte *Clostridium difficile*-Infektionen (siehe 1.4.4).

3.6.1 Ciprofloxacin

Ciprofloxacin ist ein Fluorchinolon aus der Gruppe der sog. Gyrasehemmer. Durch Hemmung bakterieller DNS-Gyrasen wirkt Ciprofloxacin nicht nur in der Vermehrungsphase, sondern auch in der Ruhephase der Bakterien stark bakterizid. Gyrasehemmer wirken gegen ein breites Spektrum gramnegativer und grampositiver aerober Bakterien, auch wenn diese β-Lactamasen bilden oder gegen andere Antibiotika-Klassen resistent sind. Besonders gegen gramnegative Keime, z. B. pathogene *Escherichia coli* und Salmonellen, ist Ciprofloxacin hochaktiv und hat trotz des relativ breiten Nebenwirkungsspektrums in den letzten Jahren eine grosse Verbreitung erfahren. Als genereller Vorteil der Gyrasehemmer wird auch betrachtet, dass Bakterien gegen Antibiotika dieser Gruppe keine durch Plasmide vermittelten, sondern nur durch Mutation ihres Erbguts bedingte Resistenzen entwickeln können.

Handelspräparat
Ciprobay

Darreichungsformen
Filmtabletten á 250, 500 und 750 mg
Infusionslösungen mit 100, 200 und 400 mg

Tagesdosierung
Bei akuter wahrscheinlich bakteriell bedingter und antibiotisch behandlungsbedürftiger Diarrhö zweimal täglich 500 mg oral. Falls initial parenterale Gabe erforderlich zweimal 200 mg i.v. (Infusionsdauer mindestens 30 Minuten); nach Besserung orale Weiterbehandlung möglich.

Pharmakokinetische Daten
Bioverfügbarkeit 70–80%, Proteinbindung 20–30%, renale Ausscheidung 45% (oral) – 60% (i.v.), <10% Metabolisierung, max. Serumspiegel: 1 h nach oraler Einnahme; $t_{1/2}$: 3–5 h.

Unerwünschte Wirkungen
Schwindel, Kopfschmerz, Müdigkeit, Erregtheit, Zittern (sehr selten Krampfanfälle, Albträume, Depressionen, reversible Geschmacks- und Geruchsstörungen; vereinzelt psychotische Reaktionen bis hin zur Selbstgefährdung); Hautreaktionen; Herzjagen; Schmerzen und Schwellung der Gelenke (sehr selten Sehnenscheidenentzündung); Blutbildveränderungen; Transaminasenanstieg und Cholestase bei vorbestehender Leberschädigung; selten Photosensibilität.

Kontraindikationen
Kinder und Jugendliche unter 18 Jahren, Schwangere und stillende Mütter, weil nach Tierversuchen Störungen der Knorpelentwicklung im Wachstumsalter nicht auszuschließen sind.
Bei *Epileptikern und Patienten mit zerebralen Vorschädigungen* nur, wenn keine wirksamen Alternativantibiotika zur Verfügung stehen.

Interaktionen

Bis 1 Stunde vor und 3 Stunden nach Ciprofloxacin eingenommene Adsorbentien können dessen Wirkspiegel signifikant vermindern.

Mögliche Wirkungsverstärkung von Theophyllin, Warfarin, Glibenclamid, Mexiletin.

3.6.2 Cotrimoxazol

Als Cotrimoxazol wird die fixe Kombination der Wirkstoffe Sulfamethoxazol und Trimethoprim im Verhältnis 5:1 bezeichnet. Die beiden Substanzen hemmen zwei verschiedene Schritte der Folsäure-Synthese mit einem wahrscheinlich synergistischen Effekt.

Cotrimoxazol ist effektiv gegen ein breites Spektrum gramnegativer und grampositiver Keime, so auch gegen die meisten Erreger bakterieller Durchfallerkrankungen. Bei Kindern und Jugendlichen unter 18 Jahren bleibt Cotrimoxazol für eine zunächst empirische Behandlung schwerer bakterieller Diarrhöen das bevorzugte Medikament, da Ciprofloxacin für diese Altersgruppe nicht zugelassen ist. Etwas nachteilig ist, dass die Austestung von bakteriellen Resistenzen gegen das Kombinations-Antibiotikum schwieriger und weniger zuverlässig ist als bei Einzelstoffen.

Einige Studien, die aber bisher nur bei Harnwegsinfekten durchgeführt wurden, weisen darauf hin, dass Trimethoprim als – auch im Handel erhältliche – Monosubstanz möglicherweise ebenso wirksam ist wie die Kombination mit der zusätzlichen Sulfonamid-Komponente. Zur Therapie der Diarrhö fehlen aber noch ausreichende Daten für eine entsprechende Empfehlung.

Synonyme Bezeichnungen

Trimethoprim-Sulfamethoxazol, TMP/SMZ

Handelspräparate (Auswahl)
Bactoreduct, Bactrim Roche, Berlocid, Cotrim (forte), Drylin, Eusaprim, Kepinol

Darreichungsform
Tabletten á 80/400 mg bzw. 160/800 mg, Suspension. Lösung zur i.v. Injektion nicht zugelassen für gastrointestinale Infektionen

Tagesdosierung
Zweimal täglich 160/800 mg oral

Pharmakokinetische Daten
Bioverfügbarkeit 100%; Proteinbindung: Trimethoprim 40% und Sulfamethoxazol ca. 65%; überwiegend renale Ausscheidung; hepatische Metabolisierung: Trimethoprim ca. 20% und Sulfamethoxazol ca. 80%; max. Plasmaspiegel: nach 2–4 h.; $t_{1/2}$: für beide Substanzen jeweils ca. 11 Stunden.

Unerwünschte Wirkungen
Die Behandlung ist unverzüglich zu beenden, wenn erste Zeichen eines Hautausschlags oder anderer schwerer Nebenwirkungen auftreten: Allergische Reaktionen, Purpura, Photodermatose, Erythema nodosum, Stevens-Johnson-Syndrom, Lyell-Syndrom, exfoliative Dermatitis, Medikamentenfieber, Kopfschmerzen, Gelenkschmerzen.
Gelegentlich gastrointestinale Symptome wie epigastrische Schmerzen, Inappetenz, Gingivitis, Glossitis, abnormer Geschmack.

Kontraindikationen
Sulfonamid-Überempfindlichkeit, Erythema exsudativum multiforme, vorbestehende pathologische Blutbildveränderungen, akute Porphyrie.
Schwangerschaft und Säuglinge: 1. Trimenon absolute Kontraindikation wegen mutagener Eigenschaften von Trimethoprim; 2. und 3. Trimenon, Stillzeit, Frühgeborene und ikterische Neugeborene relative Kontraindikationen wegen des Folsäureantagonismus.

Interaktionen

Wirkungsverstärkung von Cumarinen, Warfarin, Digoxin, Phenytoin. Bei gleichzeitiger Anwendung von Pyrimethamin (Daraprim®, >25 mg/Woche) Blutbildveränderungen.

3.6.3   Metronidazol

Metronidazol ist ein Chemotherapeutikum aus der Stoffgruppe der Nitroimidazole. Es ist hoch wirksam gegen Protozoen und bakterizid gegen strikt anaerobe Bakterien. In den empfindlichen Mikroorganismen wird es zu Acetamid und N-(Hydroxyethyl)-oxamidsäure reduziert. Durch Interaktionen mit der DNA kommt es zur Hemmung der Nukleinsäure-Synthese und zum Absterben der Erreger. Es bestehen keine Parallelresistenzen zu anderen antibakteriellen Wirkstoffen.

Metronidazol eignet sich zur Behandlung von Lamblien und Amöben, den am häufigsten Diarrhöen verursachenden Protozoen, sowie auch des anaeroben Bakteriums *Clostridium difficile*, dem Erreger der Antibiotika-assoziierten Kolitis (siehe 1.4.4). Bei kurzdauernder Anwendung ist Metronidazol für die meisten Patienten relativ gut verträglich, obwohl insgesamt eine Vielzahl gelegentlicher und seltener Nebenwirkungen bekannt sind.

Handelspräparate (Auswahl)

Arilin, Clont, Flagyl, Metronidazol-ratio

Darreichungsform

Tabletten á 250, 400, 500 mg; 100 ml Infusionslösung á 500 mg

Tagesdosierung

Lambliasis: dreimal 250 mg oral
Amöbiasis: dreimal 750 mg oral
Clostridium difficile: viermal 500 mg oral, ggf. i.v. dreimal 500 mg

Pharmakokinetische Daten

Bioverfügbarkeit fast 100%; Proteinbindung <20%; renale Ausscheidung ca. 80%; Metabolisierung >90%; max. Plasmaspiegel: 1–2 h nach oraler Einnahme; $t_{1/2}$: 6–10 h.

Unerwünschte Wirkungen

Gastrointestinale Beschwerden, z. B. metallischer Geschmack, bitteres aufstoßen, Zungenbelag, Stomatitis, Übelkeit, Inappetenz.

Kopfschmerzen, Schwindel, Schlafstörungen, Erregbarkeit, Depression, Ataxie, periphere Neuropathien und Krampfanfälle.

Hautreaktionen, Arzneimittelfieber, Leukopenie.

Dunkler Urin (ohne Krankheitswert durch Stoffwechselprodukt von Metronidazol)

Kontraindikationen

Schwangerschaft: 1. Trimenon nur bei schweren lebensgefährlichen Indikationen, danach auch bei anderen dringenden Indikationen. Stillen unterbrechen.

Relative Gegenanzeigen sind schwere Leberschäden, Epilepsie, Neuropathien.

Interaktionen

Der Genuss von *Alkohol* ist zu vermeiden, da sonst Unverträglichkeitserscheinungen auftreten können, wie z. B. Hautrötungen im Kopf- und Nackenbereich, Übelkeit, Erbrechen, Kopfschmerzen, Schwindel (Disulfiram-ähnliche Wirkung). Gleichzeitige Gabe von Disulfiram (Antabus®) kann zu Psychosen und Verwirrtheitszuständen führen.

Wirkungsverstärkung von Warfarin und Spiegelerhöhung von Lithium.

Wirkungsverminderung von Metronidazol bei Gabe mit Barbituraten und Phenytoin.

3.7 Sonstige Antidiarrhoika

Acetorphan (Racecadotril) ist ein neuartiger, noch nicht zugelassener Hemmstoff der Enkephalinase. Die Wirkung ist rein antisekretorisch, nicht motilitätshemmend. Nach ersten Studien (Vetel et al. 1999) ist oral eingenommenes Racecadotril gleich wirksam wie Loperamid mit Hinweisen auf eine etwas bessere Verträglichkeit.

Octreotid (z. B. Sandostatin®) ist ein Somatostatin-Analog, das die intestinale Absorption 75mal stärker stimuliert als die Ursprungssubstanz. Es muss ein- bis zweimal täglich subkutan injiziert werden und kann vor allem eingesetzt werden zur Behandlung schwerster sekretorischer Diarrhöen, die sich als refraktär auf andere Therapieversuche erwiesen haben (Harris et al. 1995). Entsprechende Indikationen können sich in der Praxis ergeben bei hormonell aktiven gastrointestinalen Tumoren, Dumping-Syndrom, Folgen von Strahlen- oder Chemotherapie und Diabetes mellitus sowie HIV-assoziierten Cryptosporidien- oder Microsporidien-Infektionen. Als Langzeitnebenwirkungen sind die Bildung von Gallensteinen und die Entwicklung einer diabetischen Stoffwechsellage zu beachten.

Pankreasenzyme sind zur Behandlung chronischer Diarrhöen nur bei nachgewiesener exokriner Pankreasinsuffizienz geeignet. Dann müssen sie entsprechend hoch dosiert werden (Lipase mindestens 30.000–60.000 FIP-Einheiten pro Mahlzeit). Für die in der Primärversorgung immer wieder anzutreffende Gewohnheit, niedrig dosierte Pankreasenzyme bei Verdauungsstörungen aller Art – z. B. auch funktionellen Diarrhöen – zu verschreiben, gibt es keine Nachweise einer den Plazebo-Effekt übersteigenden Wirksamkeit. Werden Enzympräparate gewählt, die auch Gallensäuren enthalten (z. B. Combizym compositum®) können die Durchfälle sogar verstärkt werden.

3.8   Weiterführende Literatur

Arvola T, Laiho K, Torkkeli S., et al.(1999) Prophylactic lactobacillus GG reduces antibiotic-associated diarrhea in children with respiratory infections: A randomized study. Pediatrics 104: 1121–1122

Arzneimittelkommission der deutschen Ärzteschaft (Hrsg) (2000) Arzneiverordnungen, 19. Aufl.. Deutscher Ärzte Verlag, Köln

Gorbach SL, Chang TW, Goldin B (1987) Successful treatment of relapsing Clostridium difficile colitis with lactobacillus GG. Lancet 2: 1519

Greenberg RN, Zeytin S, Kortas KJ (1997) Pharmacology of small bowel infections – Pathogens and therapeutic approaches. In: Friedman G, Jacobson ED, McCallum RW (eds) Gastrointestinal pharmacology and therapeutics. Lippincott-Raven, Philadelphia 215–248

Guandalini S, Pensabene L, Abu Zikri M, et al. (2000) Lactobacillus GG administered in oral rehydration solution to children with acute diarrhea. J Pediatr Gastroenterol Nutr 30: 54–60

Guarino A, Canani RB, Spagnuolo MI, Albano F, Di Benedetto L (1997) Oral bacterial therapy reduces the duration of symptoms and of viral excretion in children with mild diarrhea. J Pediatr Gastroenterol Nutr 25: 516–519

Harris AG, O´Dorisio TM, Woltering EA, et al. (1995) Consensus statement: octreotide dose titration in secretory diarrhea. Diarrhea management consensus development panel. Dig Dis Sci 40: 1464–1473

Lubasch A, Lode H (2000) Stellenwert der antibiotischen Therapie bei infektiöser Enteritis. Internist 41: 494–497

McFarland LV, Surawicz CM, Greenerg RN et al. (1994) A randomized placebo-controlled trial of Saccharomyces boulardii in combination with standard antibiotics for Clostridium difficile disease. JAMA 271: 1813–1818

McFarland LV, Suravicz CM, Greenber RN, Fekety R (1995) Prevention of ß-lactam-associated diarrhea by Saccharomyces boulardii compared with placebo. Am J Gastroenterol 90: 439–448

Oberhelman RA, Gilman RH, Sheen P, et al. (1999) A placebo-controlled trial of lactobacillus GG to prevent diarrhea in undernourished Peruvian children. J Pediatr 134: 15–20

Oooms LAA, Degryse AD, Janssen PAJ (1984) Mechanism of action of loperamide. Scand J Gastroenterol 19 (Suppl 96): 145–155

Pochapin M (2000).The effect of probiotics on clostridium difficile diarrhea. Am J Gastroenterol 95 (Suppl.): S11–S13

Stüber E, Herzig KH, Fölsch UR (1998) Akute Diarrhö. Internist 39: 754–765

Tytgat GN, Huibregtse K, Dagevos J, van den Ende A (1977) Effect of loperamide on faecal output and composition in well-established ileostomy and ileorectal anastomosis. Am J Dig Dis 22: 669–676

Vanderhoof JA, Whitney DB, Antonson DL, et al. (1999) Lactobacillus GG in the prevention of antibiotic-associated diarrhea in children. J Pediatr 135: 564–568

Vetel JM, Bérard H, Frétault N, Lecomte JM (1999) Comparison of racecadotril and loperamide in adults with acute diarrhoea. Aliment Pharmacol Ther 13 (Suppl.6): 21–26

4 Prophylaxe und Behandlung der Reisediarrhö

Die Einwohner der deutschsprachigen Länder sind Weltmeister im Reisen. Jeder zweite reist einmal im Jahr ins Ausland, jeder zwanzigste in Länder außerhalb Europas. Die häufigste Reisekrankheit überhaupt und die häufigste Form der infektiösen Diarrhö beim Erwachsenen ist die Reisediarrhö. Entsprechend groß ist der Bedarf an reisemedizinischer Beratung vor allem in der hausärztlichen Praxis, aber auch in den Apotheken.

Diese Beratung sollte individuell gestaltet werden. Sie muss Vorerkrankungen und den allgemeinen Gesundheitszustand des Reisenden, die Zielregion, die Reisedauer und auch den Reisestil berücksichtigen. So kann im selben Zielland das Diarrhörisiko stark variieren, je nachdem ob nur ein Badeaufenthalt in einem Luxushotel vorgesehen ist oder eine Rundreise, bei der Verpflegung und Unterkunft nach einfachen einheimischen Komfort- und Hygienestandards zu erwarten sind.

Als Anhaltspunkte für die Inzidenz und Ausprägung der Reisediarrhö in beliebten außereuropäschen Destinationen zeigt Tabelle 25 Ergebnisse einer Befragung, an der viele Tausend Touristen jeweils vor dem Abflug aus ihren Reiseländern teilgenommen haben (von Sonnenburg et al. 2000). Die Durchfälle betrafen überproportional häufig Reisende unter 35 Jahren und aus Großbritannien. Eine Erklärung für diese beiden Beobachtungen wurde nicht gefunden. Besonders auffällig in den vier Zielgebieten waren auch große Unterschiede (z. B. in Goa zwischen 32% und 77% Erkrankte) zwischen verschiedenen Hotels, in denen die Urlauber sich aufgehalten hatten. Geringer als in den tropischen Gebieten, aber immer noch beträchtlich ist die Inzidenz der Reisediarrhö mit 8–15% im mittleren Osten, Rußland, China und den südlichen Mittelmeerländern – ausgenommen Türkei und Ägypten mit Inzidenzen bis 50%.

Tabelle 25. Häufigkeit und Verlauf der Reisediarrhö in außereuropäischen Zielgebieten (nach von Sonnenburg et al. 2000)

Reiseland	**Indien**	**Kenia**	**Jamaica**	**Brasilien**
Abflugort	Goa	Mombasa	Montego Bay	Fortaleza
Teilnehmer (n=)	15631	15181	30369	6050
Mittl. Aufenthaltsdauer (d)	14	14	7	7
Diarrhö-Häufigkeit (%)*	**61,1**	**65,7**	**37,8**	**19,5**
% der Diarrhö-Patienten:				
Beeinträchtigte Aktivitäten**	45,7	29,4	31,0	11,9
Inanspruchnahme professioneller Hilfe (%)	14,6	7,5	6,6	17,2

* standardisiert auf 2 Wochen Aufenthalt
** Unfähigkeit, geplante Aktivitäten durchzuführen

Das Erregerspektrum weist in den verschiedenen Regionen und je nach Jahreszeit (Mattila et al. 1992) Unterschiede auf. Relativ einheitlich zeigen aber fast alle Untersuchungen, dass enteropathogene Bakterien über 80% aller Reisediarrhöen verursachen (DuPont u. Ericsson 1993). Am häufigsten wurden fast überall enterotoxische *E. coli*-Bakterien nachgewiesen. Abbildung 6 zeigt eine durchschnittliche Verteilung der nachgewiesenen Erreger bei Patienten mit Reisediarrhö. Bei 10–40% der Erkrankten gelingt ein Erregernachweis nicht.

Die Durchfallerkrankungen beginnen typischerweise zwischen dem dritten und achten Aufenthaltstag und beeinträchtigen Befinden und Leistungsfähigkeit häufig so stark, dass beispielsweise Rundreisen unterbrochen oder Rückflüge verschoben werden müssen. Entsprechend groß ist das Interesse an wirksamen prophylaktischen und therapeutischen Maßnahmen, obwohl über 90% der Reisediarrhöen auch ohne spezifische Behandlung binnen einer Woche ausheilen.

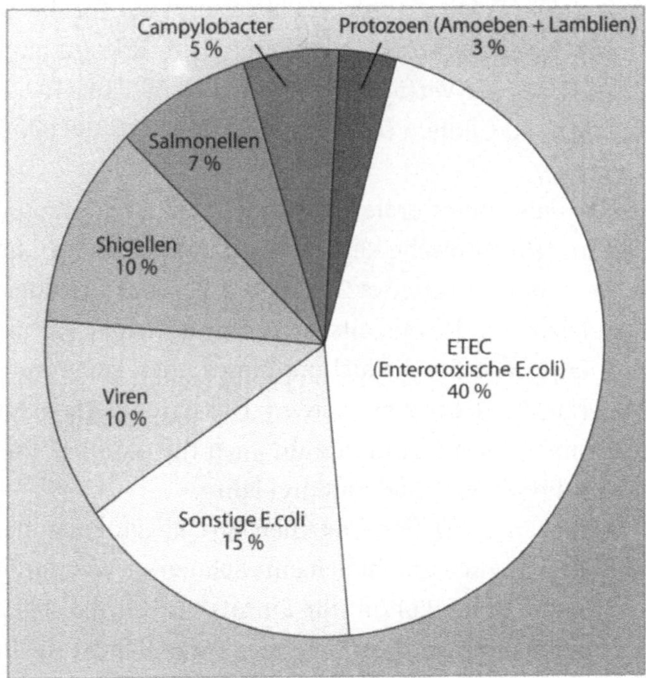

Abb. 6. Mittlere Häufigkeitsverteilung nachgewiesener Erreger von Reisediarrhöen

4.1 Impfprophylaxe

Ideal zur Prophylaxe wären gut verträgliche und sicher wirksame Schutzimpfungen gegen möglichst viele relevanten Erreger der Reisediarrhö. Obwohl die Biotech-Industrie wegen des großen potentiellen Absatzmarktes intensiv an der Entwicklung solcher Vakzinen arbeitet, ist in den nächsten 5–10 Jahren nicht mit ihrer Einsatzfähigkeit außerhalb kontrollierter Studien zu rechnen.

Die Probleme der Entwicklung neuer Impfstoffe in diesem Bereich werden auch illustriert durch das Schicksal der 1998 in den USA eingeführten Impfung gegen Rotaviren, den häufigsten Erregern der infektiösen Diarrhö bei Kleinkindern. Wegen unerwarteter schwerer Komplikationen mit Darmverschlüssen (Invaginationen) bei neun Kindern musste die Zulassung schon nach neun Monaten widerrufen werden (Murphy et al. 2001).

Derzeit stehen Schutzimpfungen überhaupt nur für die zwei seltenen, aber lebensbedrohlichen bakteriellen Erkrankungen mit Darmbeteiligung zur Verfügung – Typhus (3–30 Fälle/100.000 Tropenreisende) und Cholera (0,2 berichtete Fälle auf 100.000 Reisende pro Monat).

Gegen *Typhus* gibt es orale Impfstoffe (Schluckimpfung), die als Reiseimpfung für tropische Regionen mit hohem Risiko empfohlen werden. Sie schützen für etwa 2 Jahre vor Erkrankung oder bewirken einen leichteren Krankheitsverlauf. Unmittelbar vor und mindestens 3 Tage nach der Schluckimpfung sollten keine Antibiotika oder Malaria-Mittel gegeben werden. Die parenterale Schutzimpfung mit einem Totimpfstoff erlaubt auch die parallele Einnahme der Malaria-Prophylaxe und hält drei Jahre.

Die verfügbaren *Cholera*-Vakzinen aus abgetöteten Bakterien sind mäßig verträglich und haben eine Schutzrate von nur 50–60 % für 2–3 Monate. Daher kommt ihr Einsatz nur für die seltene Ausnahmesituation in Frage, dass Ziel- oder Transitländer die Impfung verlangen.

Jeweils aktuelle offizielle Impfempfehlungen zu einzelnen Reiseländern und ausführliche weitere reisemedizinische Hinweise sind im Internet bei den Adressen aus Tabelle 26 zu finden.

Tabelle 26. Auswahl von Internet-Fundstellen für aktuelle reisemedizinische Empfehlungen (Stand Juni 2001)

Adresse	Verantwortliche Organisation	Fundstelle
www.rki.de	Robert Koch Institut, Bonn/Berlin	Gesund/Impfen/Stiko Info/Links/Reise
www.auswaertiges-amt.de	Bundesaußenministerium, Berlin	laenderinfos
www.gesundes-reisen.de	Bernhard-Nocht-Institut für Tropenmedizin, Hamburg	
www.cdc.gov	Centers for Disease Control and Prevention, Atlanta, USA	travel
www.who.org	World Health Organization	ith (International Travel and Health Information)

4.2   Expositionsprophylaxe

Wichtigste Quelle der Erreger von Reisediarrhöen sind kontaminierte Nahrungsmittel. Mit einigem Abstand folgt verunreinigtes Wasser (DuPont u. Ericsson 1993). Daher steht im Zentrum der Prophylaxe immer noch die klassische Regel:

„Cook it, peel it or forget it – schäl es, koch es, oder vergiss es!".

Die wichtigsten Verhaltensregeln für Reisende im einzelnen zeigt Tabelle 27. Wenn keine Möglichkeit zum sicheren Abkochen von Trinkwasser besteht, können auch Tabletten zur Wasserdesinfektion auf Jod- oder Chlorbasis eingesetzt werden, die jedoch in Wasser mit Temperaturen unter 20 °C nicht ganz sicher wirken.

In der Praxis ist es allerdings kaum möglich, sich lückenlos an diese Empfehlungen zu halten. So gaben in der großen Studie von Sonnenburg et al. (2000) weniger als 3% der befragten Touristen an, keinen einzigen „Ernährungsfehler" in ihrem Urlaub begangen zu haben. In dieser und auch einer früheren Untersuchung der glei-

Tabelle 27. Verhaltensregeln zur Prophylaxe der Reisediarrhö

Zu *vermeiden* sind:

Ungekochte Nahrungsmittel außer Obst und Gemüse
aus selbst gepellter Schale, zum Beispiel:

- Lauwarmes, nicht sicher gekochtes Essen
- Nicht sicher abgekochte Heißgetränke (Tee, Kaffee)
- Essen aus Straßenverkauf
- Speiseeis und Eiswürfel
- Wasser aus nicht industriell verschlossenen Flaschen
- Nicht pasteurisierte Milchprodukte
- Roher Fisch und nicht durchgekochte Schalentiere
- Austern und sonstige Muscheln
- Hamburger und nicht durchgebratenes Fleisch
- Salat

Zu *beachten* ist:

Regelmäßiges Händewaschen mit Seife und Wasser – auch vor Mahlzeiten

An die Temperatur angepasste vermehrte Flüssigkeitsaufnahme

---

chen Arbeitsgruppe (Steffen et al. 1989) wurde keine Korrelation zwischen der angegebenen Häufigkeit des Genusses riskanter Nahrungsmittel und der Diarrhörate gefunden. Allerdings rechtfertigen diese viel beachteten, jedoch nicht kontrollierten und retrospektiv angelegten Beobachtungsstudien es noch nicht, die üblichen und durchaus plausiblen Empfehlungen als überflüssig ad acta zu legen, zumal es für diese auch Bestätigungen gibt (z. B. Ericsson et al. 1980). So wäre eine große prospektive Untersuchung zur Klärung des Nutzens diätetischer Selbstbeschränkungen sehr wünschenswert, aber wegen der individuellen Präferenzen und Gewohnheiten von Reisenden außerordentlich schwierig durchzuführen. Dabei könnte auch geklärt werden, ob der in vitro nachgewiesene antibakterielle Effekt von Rot- und Weißwein (Weisse et al. 1995) sich als relevant im praktischen Leben erweist. Bis dahin sind die verbreiteten Tipps, zu jeder Mahlzeit Wein zu trinken oder immer einen Schluck Whiskey vor dem Zähneputzen zu nehmen, für viele Touristen sicher weit attraktiver als Verbotsregeln. Hinsichtlich des medizinischen Nutzens sind sie aber spekulativ.

4.3   Ansätze zur medikamentösen Prophylaxe

Da Reisediarrhöen im allgemeinen gut behandelbar sind und nur selten einen lebensgefährlichen Verlauf nehmen, müssen Nutzen und mögliche Risiken einer vorbeugenden Einnahme von Medikamenten individuell sorgfältig abgewogen werden.

Die prophylaktische Gabe *motilitätshemmender Pharmaka* ist nicht angezeigt. Unter Diphenoxin, dem aktiven Metaboliten von Diphenoxylat, erhöhte sich sogar die Inzidenz von Reisediarrhöen. Ein Nutzen des prophylaktischen Gebrauchs *medizinischer Kohle* ist nicht durch kontrollierte Studien nachgewiesen.

Eine verminderte Inzidenz von Diarrhöen konnte unter Prophylaxe mit *Tanninalbuminat/Ethacridinlactat* versus Plazebo in Ägypten (Raedsch et al. 1991) und Kenia (Plentz 1991) nachgewiesen werden.

Bismutsubsalicylat kann die Diarrhö-Inzidenz in Gebieten mit hohem Risiko bis zu 60% senken. Um diesen prophylaktischen Effekt zu erreichen, scheint aber die recht lästige mindestens 4mal täglich Einnahme unerlässlich zu sein, da sich eine nur 2mal tägliche Gabe als wenig wirkungsvoll erwiesen hat (DuPont et al. 1987; Steffen et al 1986). Die US-Behörde CDC empfiehlt derzeit (Stand Mai 2001) Bismutsubsalicylat als einzige medikamentöse Prophylaxe gegen Reisediarrhö, jeweils einzunehmen zu den Hauptmahlzeiten und vor dem Einschlafen bis zu einer Maximaldauer von 3 Wochen.

Zur Prophylaxe von Reisedurchfällen mit *Saccharomyces boulardii* sind uns zwei Studien bekannt, die – bei allerdings vielen Studienabbrechern – auf eine Verminderung der Diarrhö-Häufigkeit hinweisen (Kollaritsch et al. 1988; Kollaritsch et al. 1993). Danach scheint eine Wirkung erst bei Dosierungen von mindestens 500 mg täglich einzusetzen und der Effekt je nach Zielregion der Reise sehr unterschiedlich zu sein. Trotz der etwas unsicheren Effektivität sehen wir hier – auch angesichts der guten Verträglichkeit – eine akzeptable Alternative für Reisende, die eine medikamentöse Prophylaxe wünschen.

Die Evidenzen für die prophylaktische Zufuhr von Laktobazillen sind uneinheitlich. Auch vor dem Hintergrund der erheblichen Unterschiede zwischen den in Studien eingesetzten Dosen und Bakterienstämmen (De Dios et al. 1978; Oksanen et al. 1990), sowie den verschiedenen verfügbaren Handelzubereitungen erlauben sie keine eindeutige Empfehlung.

Eine *Prophylaxe mit Antibiotika* wie Ciprofloxacin, Norfloxacin, Cotrimoxazol oder früher auch Doxycyclin kann sehr effektiv die Inzidenz bakterieller Reisediarrhöen reduzieren (DuPont u. Ericsson 1993). Gewichtige Gründe sprechen aber gegen ein breite Anwendung. So ist das Nebenwirkungs-Risiko einschließlich Antibiotika-assoziierter Darmerkrankungen erheblich (siehe auch 3.6.1 u. 3.6.2, Substanzprofile). Ein übertriebenes Gefühl der Sicherheit vor Infektionen kann zudem zur völligen Vernachlässigung der Verhaltensempfehlungen für Ernährung und Hygiene führen. Hinzu kommen das erhöhte individuelle Risiko der Infektion mit resistenten und dann schwer behandelbaren Keimen sowie die aus epidemiologischer Sicht gravierenden Probleme einer beschleunigten Resistenzentwicklung bei massenhaftem Antibiotikagebrauch. Daher besteht unter Experten international der Konsens, eine generelle Antibiotikaprophylaxe gegen Reisediarrhö auch für Hochrisikogebiete *nicht* zu empfehlen. Ein anderes Vorgehen sollte auf seltene Ausnahmefälle und ausdrücklichen, begründeten ärztlichen Rat beschränkt bleiben. Naheliegend erscheint, dass Angehörige von Hoch-Risiko-Gruppen wie AIDS-Patienten oder Immunsupprimierte nach Transplantationen von einer prophylaktischen Antibiotika-Gabe bei Fernreisen profitieren könnten; systematische Untersuchungen gibt es hierzu allerdings nicht.

Eine *prophylaktische Verordnung von Antibiotika zur Selbstbehandlung* des Reisenden für den Fall des Auftretens einer schweren Reisediarrhö sollte auf Reiseziele mit absehbar fehlender medizinischer Versorgung vor Ort begrenzt bleiben. Weitere Voraussetzung ist die ausführliche Aufklärung, wann die Medikamente einzusetzen sind und welche Nebenwirkungen auftreten können. Ebenfalls sollten Dauer und Dosierung der Einnahme zuvor erläutert werden.

4.4   Akutbehandlung

Bei leichten und mittelschweren Verläufen steht der *Ersatz von Flüssigkeit und Elektrolyten* im Vordergrund (siehe 3.1.1). Besonders bei Säuglingen, Kleinkindern und älteren Menschen darf mit der Rehydrierung nicht zu lange gewartet werden.

Darüber hinaus benötigen die meisten Patienten mit Reisediarrhöen in erster Linie eine Linderung der zwei störendsten Symptome: Häufige Stuhlentleerungen und Bauchkrämpfe. Zahlreiche Arzneimittel wurden und werden hierfür empfohlen, aber nur wenige konnten ihre Effektivität in klinischen Studien eindeutig nachweisen.

Durch motilitätshemmende Substanzen lässt sich die Stuhlfrequenz um bis zu 80% senken und damit der subjektive Leidensdruck – insbesondere bei Rundreisen – erheblich vermindern. Daher ist *Loperamid* zur Selbstmedikation für einen begrenzten Zeitraum zugelassen. Bei dysenterischen Verläufen mit hohem Fieber, blutigen Diarrhöen und anhaltenden stärkeren Allgemeinsymptomen gelten diese Mittel aber als kontraindiziert. Durch eine Verzögerung der Elimination pathogener Bakterien sollen bei schweren Diarrhöen unter Motilitätshemmern vermehrt invasive bakterielle Infektionen mit potentiell letalen Komplikationen auftreten, z. B. Sepsis, Ileus oder toxisches Megakolon (DuPont u. Hornick 1973).

Für die *Adsorbentien* Kohle und Kaolin konnten keine signifikanten Verbesserungen hinsichtlich Stuhlfrequenz, Intensität krampfartiger Bauchschmerzen und Diarrhödauer nachgewiesen werden.

Die Kombination *Tanninalbuminat/Ethacridinlactat* erwies sich in einer eigenen randomisierten Studie bei Urlaubern in der Türkei im Vergleich zu Carbo medicinalis als wirksamer (Ziegenhagen et al.1992). Wir beobachteten unter dem Kombinationspräparat eine signifikant raschere Normalisierung der Stuhlfrequenz und weniger abdominelle Schmerzen. Auch im randomisierten Vergleich mit *Saccharomyces cerevisiae* war Tanninalbuminat/Ethacridinlactat für diese Indikation überlegen (Buns u. Raedsch 1995). Plazebokontrollierte Studien sind mangels Akzeptanz der erkrankten Touristen für die therapeutische im Gegensatz zur vorbeugenden Anwendung heutzutage praktisch nicht duchführbar.

Die US-Gesundheitsbehörde (CDC) empfiehlt *Bismutsubsalicylat* hochdosiert über 2 Tage auch zur Behandlung akuter unkomplizierter Reisediarrhöen, allerdings unter strikter Beachtung möglicher Komplikationen durch die Salicylat-Komponente. Die Anzahl ungeformter Stühle ließ sich mit dieser Medikation – zumindest bei US-Bürgern in Mexiko – um etwa 50% reduzieren (DuPont et al. 1977).

Für die *mikrobiologischen Präparate* mit *E. coli* Nissle, *Saccharomyces boulardii* und diversen Laktobazillen gibt es keine hinreichenden Belege für Behandlungserfolge bei der Reisediarrhö, die entsprechende Therapieempfehlungen stützen könnten.

Treten trotz adäquater symptomatischer Maßnahmen eine anhaltende Exsikkose mit Allgemeinsymptomen, höheres Fieber und/oder Blutbeimengungen im Stuhl auf, muss in jedem Fall – auch am Urlaubsort – möglichst rasch ärztliche Hilfe in Anspruch genommen werden. Nur wenn diese nicht zur Verfügung steht und mindestens einer der genannten komplizierenden Faktoren vorliegt, ist ein Selbstbehandlungsversuch mit *Antibiotika* vertretbar. Als „Reserveantibiotika" für Reisende in Gebiete mit hohem Diarrhö-Risiko und unzureichender medizinischer Versorgung werden derzeit Gyrasehemmer favorisiert, da sie bei den häufigsten Erregern gut wirksam sind. Bisher gibt es gegen diese Chinolone relevante Resistenzen nur bei *Campylobacter jejuni* (Ryan u. Kain 2000). Die globale Resistenzsituation für die Gyrasehemmer Ciprofloxacin, Levofloxacin, Ofloxacin und Norfloxacin oder das Makrolid-Antibiotikum Azithromycin ist wesentlich günstiger als für die grundsätzlich weiter in Frage kommenden älteren Antibiotika Cotrimoxazol und Doxycyclin. Wegen Zulassungs-Beschränkungen oder begrenzten Erfahrungen bei Kindern und Jugendlichen mit den anderen genannten Substanzen werden für diese Altersgruppe am häufigsten Cotrimoxazol und neuerdings Azithromycin zur Therapie der schweren Reisediarrhö empfohlen.

Nach einer Auswertung von 15 randomisierten Studien in verschiedenen tropischen Zielgebieten hielt die Reisediarrhö nach Behandlungsbeginn mit Chinolonen oder Cotrimoxazol durchschnittlich noch 2–3 Tage an, unter Plazebomedikation 3–4 Tage (Godlee 2000). Für die empirische Selbstmedikation mit Antibiotika reicht meist eine Einnahme über 3 Tage (DuPont et al. 1992).

Wenn eine Diarrhö nach Rückkehr von der Reise trotz symptomatischer und ggf. antibiotischer Therapie weiter anhält, sollte umgehend ein erfahrener Arzt aufgesucht werden, um rasch Stuhlkulturen und eine Untersuchung auf Parasiten zu veranlassen. Immerhin war die Diarrhö mit 58% das bei weitem häufigste Leitsymptom bei 21300 erkrankten Tropenrückkehrern, die zur weiteren Abklärung an eine tropenmedizinische Einrichtung überwiesen wurden (Jelinek u. Löscher 2000)

4.5   Weiterführende Literatur

Aranda-Michel J, Giannella RA (1999) Acute diarrhea – a practical review. Am J Med 106: 670–676

Buns R, Raedsch R (1995) Therapie der Reisediarrhö – Kombination von Ethacridinlactat/Tanninalbuminat vs Saccharomyces cerevisiae Hansen CBS 5926. Med Welt 46: 591–596

De Dios Pozo-Olano J, Warram JH Jr, Gomez RG, Cavazos MG (1978) Effect of a lactobacilli preparation on traveler's diarrhea: A randomized double-blind clinical trial. Gastroenterology 74: 829–830

DuPont HL, Hornick RB (1973) Adverse effect of lomotil therapy in shigellosis. JAMA 226: 1525–1528

DuPont HL, Sullivan P, Pickering LK, Haynes G, Ackerman PB (1977) Symptomatic treatment of diarrhea with bismuth subsalicylate among students attending a Mexican university. Gastroenterology 73: 715–718

DuPont HL, Ericsson CD, Johnson PC, et al. (1987) Prevention of traveler's diarrhea by the tablet formulation of bismuth subsalicylate. JAMA 257: 1347–1350

DuPont HL, Ericsson CD, Mathewson JJ, DuPont MW (1992) Five versus three days of ofloxacin therapy for traveler's diarrhea – A placebo-controlled study. Antimicrob Agents Chemother 36: 87–91

DuPont HL, Ericsson CD (1993) Prevention and treatment of traveler's diarrhea. N Engl J Med 328: 1821–1827

DuPont HL, Steffen R (Hrsg.) (1997) Textbook of travel medicine and health. B. C. Decker, Hamilton/Ontario

Ericsson CD, Pickering LK, Sullivan P, DuPont HL (1980) The role of location of food consumption in the prevention of traveler's diarrhea in Mexico. Gastroenterology 79: 812–816

Godlee F (Hrsg.)(2000) Clinical evidence. Verlag Hans Huber, Bern Göttingen Toronto Seattle, S. 361–367

Jelinek T, Löscher T (2000) Hausbesuch bei Urlaubsrückkehrern. Internist 41: 736–742

Kollaritsch HH, Tobüren D, Scheiner O, Wiedermann G (1988) Prophylaxe der Reisediarrhö. Münch Med Wschr 38: 671–674

Kollaritsch HH, Holst H, Grobara P, Wiedermann G (1993) Prophlaxe der Reisediarrhö mit Saccharomyces boulardii. Ergebnisse einer Plazebo-kontrollierten Doppelblindstudie. Fortschr Medizin 111: 152–156

Mattila L, Siitonen A, Kyrönseppä H, et al. (1992) Seasonal variation in etiology of traveler's diarrhea. J Infect Dis 165: 385–388

Murphy TV, Gargiullo PM, Massoudi MS, Nelson DB et al. (2001) Intussusception among infants given an oral rotavirus vaccine. N Engl J Med 344: 564–572

Oksanen PJ, Salminen S, Saxelin M, et al. (1990) Prevention of traveller's diarrhoea by lactobacillus GG. Ann Med 22: 53–56

Plentz K (1991) Reisediarrhö-Prophylaxe möglich. Apotheker Journal 12: 48–50.

Raedsch R, Walter-Sack I, Galle PR, Kommerell B (1991) Prophylaxis of traveler's diarrhea in Egypt – Results of a double-blind controlled study. Klin Wschr 69: 863–866

Ryan ET, Kain KC (2000) Health advice and immunizations for travelers. N Engl J Med 342: 1716–1725

Steffen R, DuPont HL, Heusser R, et al. (1986) Prevention of traveler's diarrhea by the tablet form of bismuth subsalicylate. Antimicrob Agents Chemother 29: 625–627

Steffen R, van der Linde F, Gyr K, Schär M (1989) Epidemiologie der Reisediarrhoe. Extracta gastroenterologica 18: 10–18

Von Sonnenburg F, Tomieporth N, Waiyaki P, Lowe B et al. (2000) Risk and etiology of diarrhea at various tourist destinations. Lancet 356: 133–134

Weisse ME, Eberly B, Person DA (1995) Wine as a digestive aid: Comparative antimicrobial effects of wismuth salicylate and red and white wine. Brit Med J 311: 1657–1660

Ziegenhagen DJ, Raedsch R, Kruis W (1992) Reisediarrhö in der Türkei. Prospektiv-randomisierter Therapievergleich Kohle versus Tanninalbuminat/Ethacridinlactat. Med Klin 87: 637–639

5 Selbstmedikation

Der Anteil der Selbstmedikation am gesamten Arzneimittelverbrauch nimmt seit vielen Jahren kontinuierlich zu. Nach den Schmerzmitteln liegen Laxanzien und andere Mittel gegen Magen-Darm-Beschwerden an zweiter Stelle in der Häufigkeit der Selbstmedikation (Möhlen u. Opitz 1992). Grundsätzlich lassen sich für alle Beteiligten Vorteile anführen:

- Patienten haben die Chance der unkomplizierten schnellen Selbsthilfe bei geringfügigen Gesundheitsstörungen oder zur Vorbeugung von Erkrankungen.
- Selbstmedikation fördert eigenverantwortliches Handeln und damit aktives Gesundheitsverhalten.
- Apotheker können durch kompetente Gesundheitsaufklärung und Beratung ihre Kundenbeziehungen intensivieren.
- Ärzte können ernsthaft erkrankten, stärker hilfsbedürftigen Patienten mehr Zeit widmen.
- Krankenversicherungen und damit die Solidargemeinschaft werden finanziell entlastet.

Allerdings drängt sich wegen der großen Verbreitung die Frage nach möglichen Risiken der eigenverantwortlichen Einnahme von Arzneimitteln auf. Dabei ist zu berücksichtigen, dass eine Beurteilung der Selbstmedikation sich nicht ausschließlich auf frei verkäufliche Präparate fokussieren sollte, sondern auch die eigenverantwortliche Einnahme verschreibungspflichtiger Arzneimittel einbeziehen muss. Häufig werden von Bekannten und Verwandten weitergereichte oder früher ärztlich verordnete Arzneimittel aus der eigenen Hausapotheke eingenommen, ohne dass zuvor ein Arzt oder Apotheker konsultiert wurde. In unserem Bereich dürfte dies insbesondere Antibiotika-Einnahmen bei Diarrhöen betreffen.

Aufgrund der kontinuierlichen Zunahme, und weil ein Zurückdrängen der Selbstmedikation weder praktikabel noch wünschenswert wäre, sollten Forschung, Aufklärung und Beratung zu diesem Thema dringend verstärkt werden, um größtmögliche Sicherheit zu gewährleisten.

Der klassische Hinweis „ Zu Risiken und Nebenwirkungen fragen Sie Ihren Arzt oder Apotheker!" wird wohl selten ernstgenommen. Außerdem greift er zu kurz, weil die Fragen der Notwendigkeit und der Auswahl frei verkäuflicher Arzneiprodukte ausgespart bleiben

5.1   Situation der Selbstmedikation mit stuhlregulierenden Substanzen

Leichtere Stuhlunregelmäßigkeiten können durchaus im Rahmen der Selbstmedikation mit frei verkäuflichen Medikamenten behandelt werden. In diesen Indikationsbereichen dürfte daher die Selbstbehandlung ohne vorangehende oder begleitende ärztliche Kontrolle und mit nicht rezeptpflichtigen Medikamenten bei weitem das Verschreibungsvolumen überschreiten. Verlässliche Zahlenangaben liegen aber nur für die zu Lasten der gesetzlichen Krankenversicherung (GKV) verordneten Präparate vor (Tabelle 28). Der Apotheken-Gesamtumsatz alleine für Laxanzien einschließlich „selbst verordneter" Abführmittel, Privatverordnungen und Klinikbedarf dürfte etwa 300 Millionen DM jährlich erreichen, also das Dreifache des GKV-Umsatzes. Auch nicht statistisch erfasst sind „Abführtees" und weitere pflanzliche Produkte, die aus Reformhäusern, Drogerien und Bioläden bezogen werden.

Im Rahmen der Kostendämpfung im Gesundheitswesen wird die Selbstmedikation wahrscheinlich stetig weiter an Bedeutung gewinnen. Besonders bei den nicht rezeptpflichtigen, aber dennoch apothekenpflichtigen, „Over-the-counter"-Präparaten (OTC) trägt die Beratung durch Apotheker entscheidend zur Sicherheit der Anwendung bei. Verbesserungsbedürftig ist der Verbraucherschutz derzeit vor allem bei den vielen pflanzlichen Laxanzienzubereitungen mit regelmäßig unterschätztem Potenzial unerwünschter Wirkungen.

Tabelle 28. Verordnung von Arzneimitteln zu Lasten der gesetzlichen Krankenversicherung 1998 (nach Schwabe u. Paffrath 1999)

ATC-Gruppe	Verordnungen (Mio.)	Umsatz (Mio. DM)	DDD*	Generika**
A 06 Laxanzien	4,4	105,6	194,4	
Lactulose	2,65	74,9		69,4%
Bisacodyl	0,26	2,6		33.0%
Natriumpicosulfat	0,25	4,7		7,3%
Glycerol	0,14	1,1		50,8%
A 07 Antidiarrhoika und intestinale Antiphlogistika/Antiinfektiva	10,0	381,0	89,0	
Loperamid	2,82	29,9		60,4%
Saccharomyces boulardii	2,45	43,9		k.A.
Tanninalbuminat./Ethacridinlactat	0,20	3,5		–
Carbo medicinalis (Ang. nur zu Kohle-Compretten®)	0,08	1,1		k.A.

* Anzahl durchschnittlicher Tagesdosen
** Anteil an Zahl der Gesamtverordnungen

Eine große Herausforderung hinsichtlich der Arzneimittelsicherheit stellt auch der anscheinend unaufhaltsam zunehmende Versandhandel mit Arzneimitteln aller Zulassungsstufen dar.

5.2 Risiken der chronischen Anwendung von Laxanzien

Der Begriff des Laxanzienabusus wird häufig sehr weit gefasst und mit einem chronischen Gebrauch abführender Medikamente gleichgestellt. Ein *Laxanzienmissbrauch oder -abusus* liegt sicher vor, wenn diese Arzneimittel trotz fehlender Indikation, also ohne gesicherte Obstipation, oder bei vorhandener Indikation in Überdosierung eingesetzt werden.

Ein eher unbewusster Fehlgebrauch sollte vom eigentlichen bewussten Missbrauch abgegrenzt werden. Der *Fehlgebrauch* beruht häufig auf mangelndem Verständnis der individuellen Variationsbreite der Stuhlhäufigkeit und wird immer dann besonders bedenklich, wenn für die individuelle Situation ungeeignete Laxanzien gewählt oder überdosiert werden.

5.2.1 Fehlgebrauch bei Obstipation

Das Nebenwirkungspotential längerfristiger Laxanzien-Einnahme wird im allgemeinen eher überschätzt. *Bei vernünftiger Dosierung* wurden auch für stimulierende Abführmittel wie Senna oder Bisacodyl keine relevanten unerwünschten Folgen beschrieben (Müller-Lissner 1992).

Die im Alltag gravierendsten Nebenwirkungen sind Verluste von Flüssigkeit und Kalium. Darauf beruhende Komplikationen stellen sich vor allem bei älteren Patienten ein, die *regelmäßig und überdosiert* stimulierende Abführmittel benutzen, gewohnheitsmäßig wenig trinken und eventuell noch Digitalis-Glykoside einnehmen. Als Folge sind Kollapszustände und schwere Herzrhythmusstörungen im allgemeinen nur zu befürchten, wenn mehrere dieser Bedingungen zusammentreffen. Sicherheitshalber ist aber immer daran zu denken, dass auch Abführtees je nach Zubereitung erhebliche Wirkstoffmengen enthalten können und einige Patienten sich mit Laxanzien aus verschiedenen Quellen versorgen, ohne diese dem Arzt auch immer spontan zu offenbaren.

Lange Zeit war die Hypothese sehr populär, dass chronischer Laxanziengebrauch per se das autonome Nervensystem des Dickdarms schädige und dadurch die Obstipation immer weiter verschlimmere. Auch sollte beim Dauergebrauch stimulierender Laxanzien der physiologische Defäkationsreflex erlahmen, dessen Funktion durch die Wirkung der Abführmittel übernommen worden war. Nach neueren Erkenntnissen dürfte diese Hypothese falsch sein. Die in einigen Fällen nachgewiesenen Neuropathien des Kolons bzw. die verminderte Rektumsensibilität sind eher primäre Ursachen der Obstipation und damit Auslöser, aber nicht Folge der Einnahme von Abführmitteln (Müller-Lissner 1996).

Der bekannte klassische *Circulus vitiosus* des chronischen Laxanziengebrauchs (Abb. 7) soll in eine kontinuierliche Steigerung der Abführmittelmengen führen. Diese Darstellung dürfte aber nur auf die Minderzahl von Patienten zutreffen, die einen Fehlgebrauch mit erheblicher chronischer Überdosierung stimulierender Laxanzien betreiben. Nur in diesen Fällen oder bei schwerem Abusus aufgrund psychischer Störungen kommt es durch die vermehrte Kalium-Ausscheidung zu so starken Hypokaliämien, dass sich die Kontraktionsfähigkeit der glatten Muskulatur des Darms abschwächt und somit wiederum die Obstipation unterhalten wird. Dies gilt auch für die Laxanzien-bedingten intestinalen Wasser- und Natriumverluste, die zusätzlich die Aldosteron-Sekretion mit der Folge zusätzlicher renaler Kaliumverluste stimulieren können (Fleischer et al. 1969).

Als schauriges und geradezu unausweichliches Endstadium der chronischen Einnahme von Abführmitteln wird gerne das *kathartische oder Laxanzien-Kolon* dargestellt.Im Röntgenbild erscheint dabei der linksseitige Dickdarm wie ein dicker, weitgehend unbeweglicher Gartenschlauch ohne Haustrierung, ähnlich dem Bild einer ausgebrannten Colitis ulcerosa.

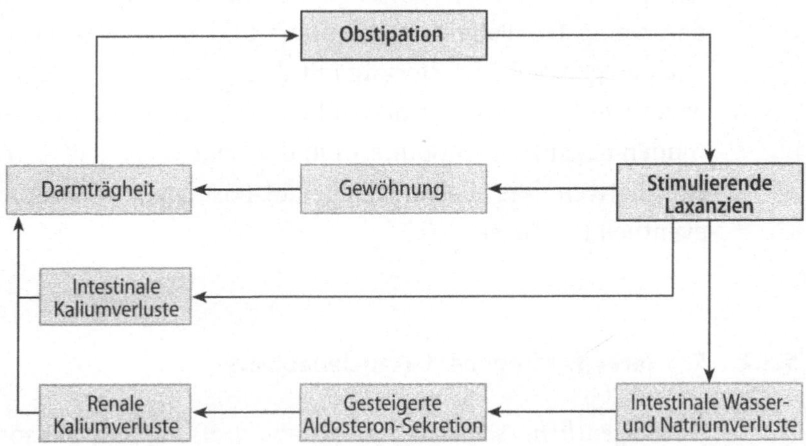

Abb. 7. Circulus vitiosus bei chronischem Gebrauch stimulierender Laxanzien

Bei Patienten, die nach 1960 mit der Laxanzien-Einnahme begonnen haben, sind jedoch keine Fälle von kathartischem Kolon mehr beschrieben worden. So ist es recht wahrscheinlich, dass diese immer schon seltene Erkrankung (ca. 40 publizierte Fälle weltweit) offensichtlich nicht durch die heute gebräuchlichen, sondern nur durch schon lange nicht mehr auf dem Markt befindliche Laxanzien verursacht wurde, wie z. B. Podophyllin (Müller-Lissner 1996).

Zusammenfassend besteht keine wissenschaftliche Begründung, dass stimulierende Laxanzien bei bestimmungsgemäßem Gebrauch einen „Gewöhnungseffekt" mit der zwangsläufigen Notwendigkeit zur kontinuierlichen Dosiserhöhung auslösen oder relevante morphologische Schädigungen der Darmwand verursachen. Therapiebedürftigen Patienten mit verzögertem Dickdarmtransit, die auf andere Mittel regelmäßig unzureichend ansprechen, sollte daher die Einnahme von stimulierenden Laxanzien wie Bisacodyl oder Natriumpicosulfat nicht vorenthalten werden (Erckenbrecht 1996).

Im Gegensatz dazu muss bei einem Fehlgebrauch im Rahmen der Selbstmedikation eine „Entwöhnung" angestrebt werden, wenn eine objektive fehlender Notwendigkeit zur Laxanzien-Einnahme fehlt oder unnötig grosse Mengen eingenommen werden. Vor allem grenzwertige oder schon pathologische Elektrolyt-Werte im Serum ohne andere Erklärung sowie eine bei der Endoskopie auffällige Melanosis coli können Hinweise auf diesen Fehlgebrauch sein. Ein abruptes Absetzen der bisher genommenen Abführmittel wird von den wenigsten Patienten akzeptiert und umgesetzt. Daher sollte nach eingehender Erörterung mit dem Patienten ein Vorgehen gewählt werden, dass eine allmähliche Dosisreduktion der stimulierenden Laxanzien kombiniert mit der Gabe meist gut verträglicher Alternativen wie Polyethylenglykol-Lösungen, Flohsamen oder eventuell Lactulose.

5.2.2   Schwerer psychogener Laxanzienabusus

Der *eigentliche schwere Laxanzienabusus* betrifft Personen mit psychischen Störungen, die heimlich große Mengen von Abführmitteln einnehmen und damit eine chronische Diarrhö induzieren. Meist handelt es sich um ein Teilsymptom komplexer Essstörungen wie Anorexia nervosa oder Bulimie oder eine eigenständige Variante des Münchhausen-Syndroms. Diese Form kommt weit seltener vor als der einfache Fehlgebrauch von Abführmitteln bei gesicherter oder vermeintlicher Obstipation. Bytzer et al. (1989) konnten sie aber immerhin bei 15% der Patienten nachweisen, die unter chronischen Durchfällen – ohne Steatorrhö und ohne Blut im Stuhl – litten und zunächst paradoxerweise ärztliche Hilfe wegen ihrer *Diarrhö* aufsuchten.

Betroffen sind überwiegend weibliche Patienten jüngeren und mittleren Alters. Eine auffällige Häufung findet sich bei Beschäftigten im Gesundheitswesen. In einigen Fällen besteht ein zusätzlicher Diuretika-Abusus.

Einen ersten Hinweis auf massiven Laxanzienabusus geben oft stark erniedrigte Kaliumwerte im Serum, die nicht durch organische Erkrankungen erklärbar sind. Als weitere Tests stehen zur Verfügung: qualitative Nachweise von Anthrachinone und Bisacodyl im Urin; Messung der Konzentrationen von Magnesium-, Sulfat- und Phosphat-Ionen im Stuhl.

Auch bei gesicherter Diagnose bleibt die Behandlung des schweren Laxanzienabusus sehr schwierig. Ein abruptes Absetzen von Verordnungen wird der Patient kaum hinnehmen, sondern eher ganz auf Selbstmedikation umsteigen. Auch ein gemeinsam von Arzt und Patient getragenes Ausschleichen stimulierender Substanzen mit vorübergehender Substitution durch andere Laxanzien wird selten erfolgreich durchgehalten. So bleibt, weil der Laxanzienabusus meist nur eine Teilmanifestation komplexer psychischer Störungen ist, als erfolgversprechendes primäres Ziel zunächst nur, die Patienten von der Notwendigkeit fachpsychiatrischer Abklärung zu überzeugen. Erst dann kann entschieden werden, ob die Behandlung beim niedergelassenen Psychotherapeuten voraussichtlich ausreicht oder – wie bei länger bestehenden Essstörungen – eine stationäre Behandlung in einer Spezialklinik anzustreben ist.

Wie kann der Apotheker einen Laxanzienmissbrauch erkennen, und wie soll er sich verhalten?

Diese Patienten fallen in der Apotheke selten auf, da sie ihren Bedarf meist fraktioniert in verschiedenen Apotheken decken. Auch eine massive Unterernährung als Leitsymptom einer schweren Essstörung bleibt oft verborgen, da Patientinnen diese meist lange und geschickt zu kaschieren wissen. Wenn doch wiederholt große Mengen von Laxanzien an einem Ort erworben werden oder Kunden in Aussehen oder Verhalten auffällig wirken, kann der Apotheker praktisch nur versuchen, einen vertrauensvollen Kontakt aufzubauen und solche Patienten soweit zu motivieren, dass sie einen aus seiner Sicht geeigneten Arzt aufsuchen.

Bei der eher seltenen Rezeptur von Überdosierungen, ggf. durch verschiedene Ärzte, sollten diese selbstverständlich umgehend eine Rückkopplung erhalten.

5.3   Gefahren des Fehlgebrauchs von Antidiarrhoika

Unter den *motilitätshemmenden Antidiarrhoika* ist Loperamid unter dem Aspekt der Selbstmedikation von überragender Bedeutung. Bereits 1988 wurde Loperamid in den USA zum nicht rezeptpflichtigen Gebrauch als OTC-Präparat freigegeben. Da die Zulassung als rezeptpflichtiges Medikament bereits 11 Jahre zurücklag, waren bereits 1988 umfangreiche Erkenntnisse zur Arzneimittelsicherheit aus zahlreichen Studien und Melderegistern zu unerwünschten Wirkungen verfügbar, die auf eine sehr hohe Anwendungssicherheit bei bestimmungsgemäßem Gebrauch schließen ließen (Sirgo u. Schachtel 1997). Da sich diese Einschätzung auch weiterhin bestätigte, folgten die deutschen Zulassungsbehörden der FDA einige Jahre später mit der Freigabe von Loperamid als weiter apotheken-, aber nicht mehr rezeptpflichtiges Medikament mit entsprechenden Warnhinweisen (siehe 3.2.1).

Bei den zahlreichen Antidiarrhoika aus den Gruppen Adsorbentien, Adstringentien und Antiseptika sowie den *mikrobiologischen Präparaten* sind kaum gravierende Risiken der Selbstmedikation erkennbar. Für die beiden ersten Gruppen ist allerdings zu beachten, dass vor allem bei prophylaktischem Gebrauch Wechselwirkungen auftreten können mit der Folge, dass die Resorption anderer notwendiger Medikamente vermindert wird und für diese keine ausreichenden Wirkspiegel erreicht werden.

Auf die Risiken eines unkritischen Einsatzes von *Antibiotika* wurde bereits aus verschiedenen Perspektiven hingewiesen. Dazu gehören die sekundäre Antibiotika-asssoziierte Diarrhö (siehe 1.4.4), die spezifischen Nebenwirkungen der wichtigsten zur Behandlung schwerer infektiöser Durchfälle eingesetzten Substanzen (siehe 3.6) sowie die Problematik eines zu leichtfertigen prophylaktischen und therapeutischen Gebrauchs von Antibiotika bei Reisediarrhöen (siehe 4.3 u. 4.4).

Letztere Darstellung lässt sich auch weitgehend auf infektiöse Durchfallerkrankungen im heimischen Umfeld übertragen (Lubasch u. Lode 2000).

5.4   Weiterführende Literatur

Bytzer P, Stokholm M, Andersen I, et al. (1989) Prevalence of surreptitious laxative abuse in patients with diarrhoea of uncertain origin: A cost-benefit-analysis of a screening procedure. Gut 30: 1379–1384

Erckenbrecht JF (1996) Sind die pathogenentischen Vorstellungen und Therapieprinzipien zur Behandlung der Obstipation im Wandel? Kassenarzt 21: 50–52

Fleischer N, Brown H, Graham DY, Delena S (1969) Chronic laxative induced hyperaldosteronism and hypokalemia simulating Barrter's syndrome. Ann Intern Med 70: 791–798

Lubasch A, Lode H (2000) Stellenwert der antibiotischen Therapie bei infektiöser Enteritis. Internist 41: 494–497

Möhlen S, Opitz K (1992) Selbstmedikation. Dt Ärztebl 89, Heft 3, B-86–88

Müller-Lissner SA (1992) Nebenwirkungen von Laxanzien. Z Gastroenterol 30: 218–227

Müller-Lissner S (1996) Obstipation – Ursachen und therapeutische Alternativen. Pharmazeutische Rundschau, Heft 5

Schwabe U, Paffrath D (Hrsg.)(1999) Arzneiverordnungsreport 1999. Springer, Berlin Heidelberg New York Tokio

Sirgo MA, Schachtel BP (1997) Development of gastrointestinal drugs for over-the-counter indications. In: Friedman G, Jacobson ED, McCallum RW (eds) Gastrointestinal pharmacology and therapeutics. Lippincott-Raven, Philadelphia, 723–741

6 Nicht medikamentöse Maßnahmen

6.1 Bedeutung und Nutzen ballaststoffreicher Ernährung

Den Anteil von Ballaststoffen an einer Auswahl gängiger Nahrungsmittel zeigt Tabelle 29.

Man kann drei Untergruppen von Ballaststoff-Substanzen unterscheiden: Zellulose, Hemizellulosen und Pektine.

Zellulose ist vorwiegend in Früchten und Gemüsen, weniger in Getreideprodukten enthalten. Sie gelangt unverdaut ins Kolon, wo nur ein kleinerer Teil von bakteriellen Enzymen abgebaut wird. Die dabei anfallenden kurzkettigen Fettsäuren und Gase tragen wahrscheinlich zu einer Anregung der Kolonperistaltik bei. Das Stuhlvolumen wird dadurch erhöht, dass 1 g Zellulose etwa 0,4 g Wasser bindet.

Tabelle 29. Anhaltswerte zum Ballastoffgehalt [g/100g] einer Auswahl von Nahrungsmitteln

Obst		Gemüse		Getreideprodukte	
Pfirsich	1,7	Gurke	0,4	Weizenbrot	3,7
Banane	2,0	Tomate	1,1	Cornflakes	4,0
Erdbeere	2,0	Blattsalat	1,2	Roggenmischbrot	4,7
Orange	2,2	Aubergine	1,4	Haferflocken	5,3
Apfel	2,3	Spargel	1,5	Roggenvollkornbrot	7,0
Kiwi	3,9	Champignon	1,9	Weizenflocken	11,7
Himbeere	4,7	Spinat	2,3	Roggenflocken	11,8
Schwarze Johannisbeere	6,8	Kartoffel	2,5	Knäckebrot	14,6
Dörrpflaumen	9,0	Broccoli	3,0	Weizenkleie	25,5
Gedörrte Aprikosen	11,3	Grünkohl	4,2	Rosenkohl	4,4

Hemizellulosen sind der wichtigste Ballaststoff in Weizenkleie und anderen Getreiden. Der bakterielle Abbau im Kolon ist mit 70–97 % wesentlich ausgeprägter als bei Zellulose. Die entsprechend stärkere Gasbildung kann vermehrt Blähungsbeschwerden verursachen.

Pektine sind im Gegensatz zu den beiden o. g. Ballaststoff-Arten wasserlösliche Polysaccharide, die im wesentlichen aus Galacturonsäureeinheiten bestehen. Sie nehmen im Darm eine gelartige Konsistenz an, bewirken eine mäßige Vermehrung des Stuhlvolumens und werden zu etwa 70% bakteriell metabolisiert (Füsgen 1993). Fleischige Früchte (z. B. Äpfel und Zitrusfrüchte) und Wurzeln (z. B. Zuckerrüben) enthalten besonders viel Pektine.

Allen Ballaststoffen werden vielfältige positive Effekte zugeschrieben, so dass die Deutsche Gesellschaft für Ernährung e.V. empfiehlt:

„Eine vollwertige, ballaststoffreiche Ernährung, am besten fünfmal täglich Gemüse und Obst sowie Vollkornprodukte und Kartoffeln, erhält Gesundheit und Leistungsfähigkeit, beugt Verdauungsproblemen, Verstopfung und verschiedenen ernährungsabhängigen Krankheiten vor."

Drei Fragen hinsichtlich einer möglichen Begründung dieser recht pauschalen Empfehlung soll eingehender nachgegangen werden:

- Sind Menschen seltener obstipiert, wenn sie mehr Ballaststoffe zu sich nehmen ?
- Ist ballaststoffreiche Ernährung immer geeignet zur Behandlung der Obstipation ?
- Schützen Ballaststoffe vor der Entstehung von Darmtumoren ?

Die Korrelation zwischen Obstipation und geringem Ballaststoffgehalt der Nahrung ist deutlich schwächer als von Ärzten und Patienten allgemein angenommen wird. Durch sehr faserarme Kost ist es wohl möglich, bei Gesunden leichte Obstipationsbeschwerden zu erzeugen (Cowgill u. Anderson 1932). Eine vergleichende Untersuchung der Diät von Gesunden und Obstipierten ergab aber keinen Unterschied im Verzehr von Ballaststoffen (Klauser et al. 1992). Wenn man Kontrollpersonen und Obstipierte vergleicht, zeigt sich auch, dass Obstipierte durchschnittlich geringere Stuhlgewichte und längere Transitzeiten haben, unabhängig davon, ob sie nun mit faserreicher Kost ernährt werden oder nicht (Müller-Lissner 1988).

Nach diesen und weiteren Untersuchungen erscheint es zunehmend wahrscheinlich, dass bei einigen Patienten als Grundursache der Obstipation Motilitätsstörungen des Kolons und Anorektums vorkommen, die durch faserarme Kost überhaupt erst manifest oder in ihren Auswirkungen verstärkt werden (Müller-Lissner 1996). Bei den meisten Patienten scheint der Ballaststoffgehalt der Nahrung aber weder ursächlich noch therapeutisch von entscheidender Bedeutung für die Obstipation zu sein.

Wenn man die Studien zur *Anwendung von Ballaststoffen bei gesunden Personen* zusammenfasst (Müller-Lissner 1988, Ziegenhagen et al. 1991, Schäfer 2000), zeigt sich regelmäßig ein starker Anstieg des Stuhlgewichts, sowie weniger ausgeprägt eine Beschleunigung des Transits und eine Erhöhung der Stuhlfrequenz.

Diese Beobachtungen verleiten dazu, Ballaststoffe als Allheilmittel für die Stuhlregulierung zu propagieren. Sie lassen sich aber leider keineswegs auf alle Obstipationspatienten übertragen (Schäfer 2000), sondern in vielen Fällen sind die Ergebnisse eher ernüchternd:

- Bei weniger als 50% der Patienten mit Obstipation bessern sich die Beschwerden unter Ballaststoffen (sog. fibersensitive Patienten).
- Patienten mit verzögertem Transit (STC) und funktioneller Obstruktion profitieren kaum von Ballaststoffgaben.
- Klagen über Blähungen und Völlegefühl sind häufig dosislimitierend und reduzieren die Compliance.

Trotz dieser Einschränkungen sind Ballast- oder Quellstoffe bei milder chronischer Obstipation eine sinnvolle Ersttherapie. Um einen initial oft erheblich störenden Meteorismus in Grenzen zu halten, empfehlen wir niedrig dosiert einzusteigen, z. B. täglich mit 6,5 g Samenschalen von Plantago ovata. Enttäuschungen und Compliance-Probleme lassen sich vermeiden durch die Hinweise, dass die Wirkung eventuell erst nach 1–2 Wochen eintreten wird und Blähungen sich mit der Zeit meist bessern.

Burkitt (1971) machte die Hypothese populär, dass ballaststoffarme Ernährung die Entstehung kolorektaler Karzinome fördern würde und die hohe Inzidenz dieser Erkrankung in den westlichen Industrienationen im Vergleich zum afrikanischen Kontinent erklären könnte. Seither haben sind zahlreiche Untersuchungen mit dieser Fragestellung befasst.

Eine Meta-Analyse von 37 epidemiologischen Beobachtungen und 16 Fall-Kontrollstudien (Trock 1990) ergab, dass die Mehrzahl aller Untersuchungen auf eine schützende Wirkung der Ballaststoffe hinwies. Die bisher größte prospektive Studie, bei der über 88.000 Frauen im Mittel 16 Jahre beobachtet wurden, zeigte aber keine Korrelation des Ballaststoff-Anteils in der Nahrung mit der Häufigkeit von Darmkrebs (Nurses´ Health Study; Fuchs et al. 1999).

Zwei aktuelle Interventions-Studien untersuchten bei Patienten nach endoskopischer Entfernung von Darmpolypen die Häufigkeit der erneuter Polypbildungen unter verschiedenen Ernährungs-Regimen. Sowohl die Zugabe von 13,5 g Weizenkleie täglich (Alberts et al. 2000), als auch eine Ernährungsumstellung auf fettarme, faserreiche Kost mit Diätberatungen (Schatzkin et al. 2000) hatten keinen signifikant günstigen Einfluss auf die Entstehung neuer Adenome als potenzielle Vorstufe von Darmkrebs. Es gibt auch Hinweise, dass die Menge aufgenommener Faserstoffe das Karzinomrisiko nur indirekt beeinflusst. Möglicherweise sind auch der Fleischkonsum, die Nahrungsfettmenge oder die Gesamtenergiezufuhr entscheidend. Alle drei Parameter sind negativ korreliert mit dem Ballaststoffanteil in der Nahrung. Sie sind aber kaum unabhängig voneinander auszuwerten oder gar einzeln durch längerfristig realisierbare therapeutische Interventionen zu beeinflussen (Byers 2000).

Nach Würdigung aller bisher vorliegenden Erkenntnisse scheint der lange postulierte *karzinoprotektive Effekt von Ballaststoffen allenfalls sehr gering zu sein.*

6.2   Nahrungsmittel zur Stuhlregulierung

Einige Getränke und Nahrungsmittel, denen allgemein eine „abführende" oder „stopfende" Wirkung zugeschrieben wird, sind in Tabelle 30 aufgeführt.

Darüber hinaus werden zahlreiche weitere Hausmittel propagiert, für deren Wirksamkeit auch keine systematischen oder gar quantitativen Untersuchungen vorliegen. Dies schließt aber keinesfalls aus, dass sie ähnlich effektiv sein können wie als Arzneimittel klassifizierte Stoffe. Auf jeden Fall ist bei vernünftiger Dosierung nicht mit erheblichen Nebenwirkungen zu rechnen, so dass einige „Geheimtipps" hier nicht vorenthalten werden sollen. Zunächst *gegen Verstopfung:*

- Matetee drei Tassen am Tag jeweils aus 2 Teelöffeln Mateblättern aufgegossen und maximal 3 Minuten ziehen lassen.
- 5 Dörrpflaumen über Nacht bei Zimmertemperatur einweichen und vor dem Frühstück die eingeweichten Pflaumen intensiv kauen und die Lösung trinken.

Tabelle 30. Zuordnung von Getränken und Nahrungsmitteln nach zugeschriebenem Einfluss auf die Verdauung

„stopfend"	„abführend"
Schwarzer Tee	Kaffee
Kakao	Vollmilch/Buttermilch
	Joghurt
	Alkoholische Getränke
	Fruchtsäfte
Weißbrot	Vollkornbrot
Kuchen/Kekse	
Pudding	
Speiseeis	
Schokolade	Scharf gewürzte Speisen
Banane	Pflaumen
	Feigen
	Rhabarber

- Getrocknete Feigen über Nacht einweichen und morgens nüchtern essen.
- 1 Esslöffel kaltgepresstes Olivenöl auf nüchternen Magen schlürfen.
- Mehrmals täglich je ein Glas Sauerkrautsaft trinken.

Gegen Durchfall kommen unter anderem in Frage:
- Wurzelstock (Rhizoma) von Blutwurz (*Potentilla tormentilla o. erecta*) mit einem Gerbstoffgehalt um 15% als Tee, Pulver oder Tinktur einnehmen
- Heidelbeeren (*Myrtilli fructus*) getrocknet, aber nicht frisch kauen
- Eichenrinde (*Quercus robur o. petraea*) als Tee aus der getrockneten Rinde von im Frühjahr gesammelten jungen Zweigen.

Wenn Patienten Interesse an solchen Ernährungstipps signalisieren, sollten diese durchaus ernsthaft und mit einer nicht allzu skeptischen Einstellung hinsichtlich der Erfolgsaussichten aufgenommen oder weitergegeben werden. Eine erkennbar pauschal ablehnende Einstellung von Arzt oder Apotheker wird wenig hilfreich für ein längerfristiges und vertrauensvolles therapeutisches Bündnis sein.

6.3   Sonstige Maßnahmen bei Obstipation

Zur chronischen Verstopfung werden in Übersichtsartikeln und Lehrbuchkapiteln eine Vielzahl von Empfehlungen, Geboten und Verboten aufgeführt, die von Auflage zu Auflage tradiert und dann in der Praxis an die Patienten weitergegeben werden. Systematische Untersuchungen über die Effektivität sind nur selten durchgeführt worden. Die meisten Maßnahmen sind aber zumindest harmlos, und sie tragen bei vielen Menschen zu einer Hebung des allgemeinen psycho-physischen Wohlbefindens bei.

6.3.1 Körperliche Aktivität

Allgemein bekannt ist das Phänomen der bei Bettlägerigkeit auftretenden Darmträgheit. Auch ist vielen gesunden und nicht obstipierten Menschen die Erfahrung vertraut, dass körperliche Aktivität einen Stuhlreiz auslösen kann. Manche Langstreckenläufer und Triathleten sind sogar erheblich beeinträchtigt durch Diarrhöen, die im Verlauf von Wettkämpfen auftreten (Peters et al. 1999).

Auf dieser Basis hat der scheinbar plausible Umkehrschluss, dass eine Zunahme der körperlichen Aktivität generell ein geeignetes Mittel zur Behandlung der chronischen Obstipation sein müsste, sehr viele Anhänger gefunden. So schreiben Patientenratgeber beispielsweise (Maier 2000):

„Günstig für die Darmarbeit sind alle Tätigkeiten, die den ganzen Körper beanspruchen, das Zwerchfell und den Beckenboden trainieren und zu rhythmischer Erschütterung des Bauchraums führen."

Die letztere ziemlich mechanistische Vorstellung mündet dann in Empfehlungen wie: „Joggen ist *der* Sport gegen Verstopfung". Andere propagieren eher Reiten oder Schwimmen.

Die wissenschaftliche Datenlage ist aber recht uneinheitlich. Bei Patienten mit Verstopfung, die sich ambulant vorstellten, konnte im Vergleich zu Gesunden kein Unterschied in der Intensität vorheriger körperlicher Aktivitäten gefunden werden (Klauser et al. 1992). Interventions-Studien, bei denen sich Obstipierte täglich mäßigen körperlichen Anstrengungen unterzogen (z. B. 5 km Gehen), zeigten teils eine Besserung, teils keinen Einfluss auf die Verstopfung (Peters et al. 2001).

Nach klinischer Erfahrung und epidemiologischen Daten ist es wahrscheinlich, dass eine Steigerung der Bewegung von „fast Null" – wie z. B. bei bettlägerigen Personen – auf normale Alltagsaktivitäten im Haushalt sich günstig auf Obstipationsbeschwerden auswirkt. Die Wirksamkeit zusätzlicher sportlicher Aktivitäten in der Obstipationsbehandlung ist noch als unbewiesen einzustufen (Erckenbrecht 1996). Immerhin sprechen Meta-Analysen aber dafür, dass regelmäßige körperliche Betätigung mit höherer Intensität das Risiko für Karzinome des Kolons, aber nicht des Rektums senken kann (Heitkamp u. Bott 2001, Peters et al. 2001). Interessant in diesem Zusammenhang ist auch eine Untersuchung bei jüngeren Gesunden, die täglich eine Stunde mit mittlerer Belastung auf dem Fahrradergometer oder einem Laufband trainierten. Im Vergleich zur Kontrollperiode verkürzte sich unter beiden Arten der Belastung signifikant die Transitzeit, während Stuhlhäufigkeit und Stuhlgewichte unverändert blieben (Oettlé 1991). Zwischen Radfahren und Laufen bestand kein Unterschied.

Zusammenfassend kann vermehrte Bewegung als additive Maßnahme auch bei Obstipation eher nützen als schaden, wenn auch kaum eine „durchschlagende Wirkung" erwartet werden sollte. Die Wahl der Bewegungsform oder Sportart sollte den Neigungen des Patienten frei überlassen werden.

6.3.2 Verhaltenstherapeutische Maßnahmen

Ist Verstopfung erlernbar? Diese interessante Frage kann zumindest für gesunde *Probanden* bejaht werden. Durch bewusstes Unterdrücken der Stuhlentleerung bis zu einer Woche wurde die Passagezeit in vergleichbarem Ausmaß verlängert wie bei täglicher Einnahme von 4 mg Loperamid (Enck et al. 1991). Die Wirkungen dieses freiwilligen Stuhlverhalts beschränken sich nicht nur auf das Rektum, sondern auch die Passage in den höheren Dickdarmabschnitten (Klauser et al. 1990) und sogar die Magenentleerung (Tjeerdsman et al. 1993) werden deutlich verlangsamt.

Bei *Obstipationspatienten* ist es allerdings noch ungeklärt, welchen Anteil dieser offensichtlich grundsätzlich mögliche „negative Lernprozess" bei der Enstehung und Aufrechterhaltung einer chronischen Verstopfung spielt, und ob ein „Verlernen" oder „Umlernen" ein grundsätzlich erfolgversprechender Ansatz ist für die Behandlung der chronischen Verstopfung.

Gesichert ist die Wirksamkeit verhaltensmedizinischer Maßnahmen bisher nur für eine seltener diagnostizierte Sonderform der funktionellen Obstruktion – das *Syndrom des spastischen Beckenbodens* (Enck 1994). Dieses auch als Anismus bezeichnete Syndrom, bei dem keine morphologischen oder anatomischen Veränderungen im Anorektalbereich nachweisbar sind, lässt sich bei einigen Patienten mit weitgehend therapieresistenter, schwerer chronischer Obstipation durch manometrische und elektromyographische Untersuchungen identifizieren.

Der charakteristische Befund ist eine reproduzierbare Zunahme der myoelektrischen Aktivität des externen Analsphinkters und des analen Verschlussdrucks beim Versuch „zu Pressen wie beim Stuhlgang". Nur bei dieser speziellen Patientengruppe konnten mit Biofeedback-Training in spezialisierten Zentren gute Behandlungserfolge erzielt werden.

Ob verhaltenstherapeutische Methoden im engeren Sinne zukünftig auch bei anderen Obstipationsformen einen größeren klinischen Stellenwert erlangen werden, ist derzeit noch schwer einzuschätzen.

Schon lange bekannt und beliebt sind die üblichen Hinweise zur optimalen Gestaltung der *Rahmenbedingungen für die Defäkation*. Ein regelmäßiger täglicher „Termin" soll für die Stuhlentleerung festgelegt, und mindestens fünf, aber nicht länger als 10 Minuten für die „Sitzung" reserviert werden. Sehr starkes Pressen ist zu vermeiden. Ideal dürfte für die meisten Patienten im Tagesverlauf eine fixe Zeit nach dem Frühstück sein. Wahrscheinlich ist ein Zeitpunkt nach Mahlzeiten generell vorteilhaft, da der physiologische gastrokolische Reflex die Peristaltik bereits kurz nach jeder Nahrungsaufnahme stimuliert. Eine dauerhaft erfolgreiche Konditionierung durch diese Verhaltensregeln ist zwar nicht quantitativ nachgewiesen, aber im Ansatz plausibel und nach der klinischen Erfahrung sehr wahrscheinlich. Der Ansatz ist ähnlich dem „Toilettentraining" bei inkontinenten Senioren, aber das dort übliche Timing „4–6mal täglich" ist für die Obstipationtherapie nicht zu empfehlen. Mehrfach tägliche längerdauernde und krampfhafte Defäkationsversuche sind hier eindeutig kontraproduktiv und können gerade eine funktionelle Obstruktion noch deutlich verschlechtern.

6.3.3   Vermehrte Flüssigkeitszufuhr

Kein Ratgeberbuch für Patienten und fast kein Übersichtsartikel oder Lehrbuch für Ärzte verzichtet auf Hinweise, dass eine zu geringe Trinkmenge eine der entscheidenden Ursachen für Verstopfung gerade bei älteren Menschen sei, und eine vermehrte Flüssigkeitsaufnahme – mit oder ohne Abführmittel – die Obstipation wesentlich bessern könne. Diese Annahmen erscheinen primär plausibel nach dem Motto: „Viel rein, viel raus."

Wenn man die physiologischen Flüssigkeitsströme im Gastrointestinaltrakt und die große Resorptionskapazität des Darms aber genauer betrachtet (siehe 1.1) wird deutlich, welche untergeordnete Rolle eine zusätzliche orale Aufnahme von 1–2 l Flüssigkeit täglich im Vergleich zum gesamten Flüssigkeitsumsatz von 8–10 l spielt. Dementsprechend gibt es auch keine wissenschaftlichen Daten, die nachweisen, dass eine Steigerung der Trinkmenge in diesem Umfang sich günstig auf die Obstipation auswirkt.

Erst kürzlich wurde wieder gezeigt (Chung et al. 1999), dass sich bei gesunden Probanden das Stuhlvolumen nicht veränderte, wenn diese ihre normale Trinkmenge durch zusätzliche Aufnahme von 2 l Wasser oder einer isotonischen Lösung (Gatorade®) *verdoppelten*. Logischerweise stieg nicht das Stuhlvolumen, sondern die ebenfalls gemessene Urinmenge entsprechend an. Es ist auch nicht nachgewiesen, erscheint aber noch zumindest vorstellbar, dass eine schwere chronische Exsikkose bei geriatrischen Patienten in der Pathogenese ihrer Obstipation eine Rolle spielen könnte. Ähnlich wie bei körperlicher Aktivität und Verstopfung könnte sich auch hinsichtlich der Flüssigkeitsaufnahme der Ausgleich eines objektiven Mangels günstig auf die Obstipation auswirken, während die oft empfohlenen Variationen in einem sehr weiten Normbereich keinen Effekt haben.

Eigene Untersuchungen zeigten, dass es hinsichtlich oroanaler Transitzeit, Stuhlgewicht und Häufigkeit des Stuhlgangs keinen Unterschied machte, ob die Probanden zweimal täglich 15 g Weizenkleie in 150 ml Joghurt alleine oder mit jeweils 300 ml zusätzlicher Flüssigkeit nahmen (Ziegenhagen et al. 1991). Einzige Differenz war eine etwas stärker verzögerte Entleerung des Magens bei Einnahme der Weizenkleie ohne zusätzliche Flüssigkeit.

Zusammenfassend ist die Schlussfolgerung eines sonst recht akzeptablen Patientenratgebers (Maier 2000) in dieser Form sicher nicht korrekt: „Achtung: Weizenkleie *wirkt* nur dann abführend, wenn ausreichend Flüssigkeit dazu getrunken wird." Richtig ist aber, dass konzentrierte Ballast- und Quellstoffe (z. B. Weizenkleie, Leinsamen oder Flohsamen) mit einer ausreichenden Flüssigkeitsmenge heruntergespült werden sollen, so dass sie rasch im Magen ankommen und nicht die oberen Speise- und Atemwege verlegen können (siehe 2.4).

6.3.4 Physikalische Maßnahmen

Vor allem die Patientenratgeber-Literatur propagiert ein weites Spektrum physikalischer Maßnahmen, die auszugsweise in Tabelle 31 aufgelistet sind. Methodisch überzeugende Wirksamkeitsnachweise zur Obstipationsbehandlung liegen unseres Wissens für keine dieser Aktivitäten vor. Bei den Maßnahmen zur *Selbstanwendung* sehen wir aber dennoch grundsätzlich positive Aspekte, da sie:

- Möglichkeiten zur Eigeninitiative eröffnen,
- eine positivere Einstellung zum eigenen Körper fördern und
- von einer überwertigen Fixierung auf den Stuhlgang ablenken können.

Schädliche Nebeneffekte sind praktisch nicht zu erwarten. Häufig bessern sich allgemeines Wohlbefinden und Selbstwertgefühl. Ähnlich wie durch eine alleinige Vermehrung der Stuhlmenge bei der Therapie mit Ballaststoffen, kann sich auch durch die selbst durchgeführten physikalischen Anwendungen der subjektiv empfundene Leidensdruck deutlich vermindern und die Lebensqualität verbessern. Offensichtlich sind solche günstigen Effekte nicht unbedingt davon abhängig, dass sich eine Verbesserung ergibt hinsichtlich weiterer objektiver Parameter, wie z. B. eine Steigerung der Stuhlfrequenz.

Tabelle 31. Physikalische Maßnahmen bei Obstipation

Zur Eigenanwendung	Zur Anwendung durch Therapeuten
Selbstmassage des Bauchs vor dem Aufstehen	Kolon-Massage (>30 Minuten)
Paraumbilikale Akupressur	Akupunktur
Atemübungen	Elektro-Stimulation der Bauchmuskulatur
Seilhüpfen	Subumbilikale Reizstrom-Applikation
Kurze kalte Sitzbäder	
Kaltwaschungen des Leibes	
Kniegüsse	
Viel Musik hören	
Kuscheln morgens zu zweit im Bett	
Aromatherapie mit Rosmarin- oder Lavendelöl	

6.4 Diätempfehlungen bei akuter Diarrhö

Im Gegensatz zur Obstipation ist die Empfehlung, möglichst viel zu trinken, bei akutem Durchfall von entscheidender Bedeutung. Sonst sollte es dem Patienten weitgehend überlassen bleiben, seine Nahrungsaufnahme entsprechend den individuellen Beschwerden zu gestalten. Nicht mehr aktuell ist der traditionelle Rat, sich auch bei gutem Appetit und abklingendem Durchfall noch über mehrere Tage auf Zwieback und Tee zu beschränken.

Solange neben der Diarrhö weitere gastrointestinale Symptome wie Übelkeit, Appetitlosigkeit, Bauchkrämpfe oder Erbrechen bestehen, erübrigen sich strenge ärztliche Restriktionen sowieso. Der Patient wird dann von selbst auf die Nahrungsaufnahme verzichten. Beruhigend kann in dieser Situation der Hinweis wirken, dass ein derartiges „Zwangsfasten" bis zu einer Woche bei sonst gesunden Personen nicht zu einem Mangel an essentiellen Nährstoffen führt und völlig unbedenklich ist, wenn eine ausreichende Flüssigkeitsaufnahme sichergestellt wird.

6.5   Weiterführende Literatur

Alberts DS, Martinez ME, Roe DJ, Guillén-Rodriguez JM et al. (2000) Lack of effect of a high-fiber cereal supplement on the recurrence of colorectal adenomas. N Engl J Med 342: 1156–1162

Burkitt DP (1971) Epidemiology of cancer of the colon and rectum. Cancer 28: 3–13

Byers T (2000) Diet, colorectal adenomas and colorectal cancer. N Engl J Med 342: 1206–1207

Chung BD, Parekh U, Sellin JH (1999) Effect of increased fluid intake on stool output in normal healthy volunteers. J Clin Gastroenterol 28: 29–32

Cowgill GR, Anderson WE (1932) Laxative effects of wheat bran and „washed bran" in healthy men. JAMA 98: 1866–1875

Enck P, Bielefeldt K, Krusemann T et al. (1991) Kann man Verstopfung lernen? Eine experimentelle Untersuchung bei gesunden Probanden. Z Med Psychologie 1: 31–37

Enck P (1994) Verhaltensmedizin in der Gastroenterologie am Beispiel der chronischen Obstipation. Z Gastroenterol 32 (Suppl.1): 41–45

Erckenbrecht JF (1996) Sind die pathogenentischen Vorstellungen und Therapieprinzipien zur Behandlung der Obstipation im Wandel? Kassenarzt 21: 50–52

Fuchs CS, Giovannucci EL, Colitz GA, Hunter DJ et al. (1999) Dietary fiber and the risk of colorectal cancer and adenoma in women. N Engl J Med 340: 169–176

Füsgen I (1993) Constipation. MMV Medizin Verlag, München

Heitkamp HC, Bott M (2001) Kolorektalkarzinome und körperliche Aktivität. Dt. Ärztebl 98: A 612–618

Klauser AG, Voderholzer WA, Heinrich CA, Schindlbeck NE, Müller-Lissner SA (1990) Behavioral modification of colonic function – Can constipation be learned? Dig Dis Sci 35: 1271–1275

Klauser AG, Peyerl C, Schindlbeck NE, Müller-Lissner SA (1992) Nutrition and physical activity in chronic constipation. Eur J Gastroenterol Hepatol 4: 227–233

Maier KF (2000) Verstopfung. Rasche Hilfe: Hausmittel, Tees, Medikamente, Ernährung. Kneipp Verlag, Leoben

Müller-Lissner SA (1988) The effect of wheat bran on stool weight and gastrointestinal transit time. A meta-analysis. Br J Med 296: 615–617

Müller-Lissner SA (1996) Obstipation - Ursachen und therapeutische Alternativen. Pharmazeutische Rundschau, Heft 5

Oettlé GJ (1991) Effect of moderate exercise on bowel habit. Gut 32: 941–944

Peters HP, Bos M, Seebregts L, et al. (1999) Gastrointestinal symptoms in long-distance runners, cyclists and triathletes: Prevalence, medication and etiology. Am J Gastroenterol 94: 1570–1581

Peters HP, De Vries WR, Vanberge-Henegouwen GP, Akkermans LM (2001) Potential benefits and hazards of physical activity and exercise on the gastrointestinal tract. Gut 48: 435–439

Schäfer R (2000) Ballaststoffe in der Therapie der Obstipation. Z Gastroenterol 38 (Suppl.1): 28–31

Schatzkin A, Lanza E, Corle D, Lance P et al. (2000) Lack of effect of a low-fat, high-fiber diet on the recurrence of colorectal adenomas. N Engl J Med 342: 1149–1155

Tjeerdsman HC, Smout AJPM, Akkermans LMA (1993) Voluntary suppression of defecation delays gastric emptying. Dig Dis Sci 38: 832–836

Ziegenhagen DJ, Tewinkel G, Kruis W, Herrmann F (1991) Adding more fluid to wheat bran has no significant effects on intestinal functions of healthy subjects. J Clin Gastroenterol 13: 525–530

7 Betreuung des Patienten

7.1 Allgemeine Prinzipien

Die wichtigsten Grundsätze bei der Behandlung von Patienten mit Stuhlproblemen sind, ihre Beschwerden ernst zu nehmen, sie in geeigneter Weise gezielt anzusprechen und ausreichend Zeit zu investieren. Von den vielen Patienten mit chronischen Stuhlproblemen suchen nur wenige primär deshalb einen Arzt auf. Meistens sprechen sie diese Beschwerden von sich aus höchstens am Rande an, wenn die Konsultation aus anderen Gründen erfolgt.

Für die meisten Menschen – auch manche Ärzte – ist ihr Stuhlgang ein „Tabuthema", das mit vielen irrationalen Vorstellungen verbunden ist. Besonders bei der Obstipation sprechen viele erst dann darüber, wenn bereits ein erheblicher Leidensdruck entstanden ist und vorangehende Selbsthilfeversuche oft schon über Jahre erfolglos waren. Medienberichte über „Missbrauch" von Abführmitteln, vor allem „chemischen", hinterlassen bei Patienten auch oft ein Gefühl, sich gegenüber dem eigenen Körper zu versündigen.

Gerade bei Menschen mit eher zwanghafter und sehr auf Reinlichkeit ausgerichteter Struktur der Persönlichkeit bestehen nicht selten unausgesprochene Ängste vor einer „Selbstvergiftung" (*Horror autotoxicus*), wenn sie nicht jeden Tag Stuhlgang haben.

Man könnte solche mythischen Vorstellungen für Relikte aus Zeiten vornaturwissenschaftlicher Medizin halten, in der Klistier und Aderlaß die wichtigsten „Heilmittel" waren. Tatsächlich lag die Blütezeit der „Autointoxikations-Theorie" aber in den Jahren 1900–1930 (Whorton 2000). Auch wenn nie nachgewiesen werden konnte, dass bei Obstipation „Toxine" aus dem Darm in den Kreislauf übertreten, hat diese Vorstellung weiterhin viele Anhänger, auch unter Ärzten. Dies spiegelt sich auch wider im eher noch zunehmenden Interesse an alternativmedizinischen Aktivitäten zur „Darmreinigung". Beliebt sind hier Fastenkuren mit reichlichen Gaben salinischer Laxanzien, Einläufe mit Heilkräutern oder subaquale Darmbäder.

Die Risiken möglicher schwerwiegender Komplikationen bei länger anhaltender Obstipation werden sowohl von Patienten, als auch von Ärzten, häufig überschätzt. So konnte in Studien *nicht* belegt werden, dass Hämorrhoiden oder bösartige Tumoren im Rektum und Kolon vermehrt infolge chronischer Verstopfung auftreten. Ebenfalls nicht bewiesen, aber auch noch nicht sicher auszuschließen ist eine zumindest schwache Korrelation der Obstipationsdauer mit anderen Darmproblemen. Hierzu zählen Inkontinenz, Kotsteine, Megakolon und das seltene solitäre Rektumulkus.

Der Schlüssel für eine längerfristig erfolgreiche Behandlung von Patienten mit anhaltender Verstopfung oder chronischem Durchfall liegt nicht im raschen Griff zum Rezeptblock. Entscheidend ist vielmehr das ausführliche und einfühlsame Gespräch, in dem aktuelle und frühere Beschwerden, Lebensgewohnheiten, psychosoziale Belastungen und individuelle Erwartungshaltungen geklärt werden. Nie fehlen sollte neben der symptomorientierten allgemeininternistischen eine eingehende Untersuchung des Bauchraums und des Analbereichs.

Wenn Maßnahmen der nicht medikamentösen Basistherapie erfolglos bleiben, macht es wenig Sinn, Patienten der Nicht-Compliance zu beschuldigen, sich auf Rechtfertigungsdiskussionen einzulassen, und die Patienten wieder ganz in die Selbstmedikation zu treiben. Besser sollte dann gleich ein pharmakologischer Therapieversuch begonnen werden.

Erfahrungsgemäß sind die Patienten sehr dankbar, wenn sich der Arzt einfühlsam und ausführlich ihrer Probleme mit dem Stuhlgang annimmt und diese nicht – wie häufig üblich – wegschiebt. Dieser Einsatz wird auch gerechtfertigt durch den hohen Anteil von Patienten, bei denen Stuhlveränderungen als unerwünschte Medikamentenwirkungen oder Begleitsymptome anderer Erkrankungen auftreten und oft mit geringem Aufwand zu bessern sind (siehe 1.4).

7.2   Stuhlsymptome beim Reizdarmsyndrom

Fast alle Patienten mit Reizdarmsyndrom klagen neben intermittierenden abdominalen Schmerzen, Spannungsgefühl und Blähungen zumindest zeitweise auch über Diarrhö oder Obstipation (siehe 1.3.1). Im Verlauf ist nicht selten ein Symptomwechsel zwischen Verstopfung und Durchfall zu beobachten.

Trotz einiger neuer Erkenntnisse zur Pathogenese und der Entwicklung neuer, zumindest vom theoretischen Ansatz her vielversprechender Medikamente, bleibt die Therapie des Reizdarmsyndroms weniger kausal als symptomorientiert. Die bisherigen randomisierten Studien zur Pharmakotherapie haben immer hohe Plazeboeffekte mit initialen Ansprechraten zwischen 20 und 50% und nur geringgradig bessere Resultate in den Verum-Gruppen gezeigt. Im Rahmen dieses Buches kann die schwierige Behandlung des Reizdarmsyndroms nicht umfassend dargestellt, sondern nur kurz der State-of-the-art hinsichtlich der Stuhlsymptome skizziert werden.

Die Konsensusempfehlungen der deutschen Gastroenterologen (Hotz et al. 1999) halten beim *Reizdarmsndrom mit vorherrschender Diarrhö* Loperamid, Diphenoxylat und Opiumtropfen für wahrscheinlich wirksam, da mehrere Studien in diese Richtung weisen.

Steht eine *Obstipation im Vordergrund* der Beschwerden, werden zunächst gelbildende Quellstoffe (z. B. Plantago) bevorzugt, die weniger Blähungen verursachen als Faserstoffe. Wenn dies nicht ausreicht, können zusätzlich osmotische Laxanzien, insbesondere Polethylenglykolhaltige Trinklösungen oder Lactulose, eingesetzt werden. Diese Empfehlungen zur Behandlung des Reizdarms mit prädominanter Obstipation beruhen allerdings nicht auf Studienergebnissen, sondern auf den Konsensmeinungen von Experten.

Vielversprechende erste Studienergebnisse wurden für das Prokinetikum Tegaserod berichtet (Müller-Lissner et al. 2000). Es bleibt aber abzuwarten, ob sich diese Hoffnungen bei einer breiteren klinischen Anwendung bestätigen lassen (Holtmann et al. 2001).

7.3 Weiterführende Literatur

Holtmann G, Gschossmann J, Kruis W (2001) Reizdarmsyndrom – Stellenwert der aktuellen Motilitätspharmaka. Internist 42: 524–532

Hotz J, Enck P, Goebell H, Heymann-Mönnikes I, Holtmann G, Layer P (1999) Konsensusbericht: Reizdarmsyndrom – Definition, Diagnosesicherung, Pathophysiologie und Therapiemöglichkeiten. Konsensus der Deutschen Gesellschaft für Verdauungs- und Stoffwechselkrankheiten. Z Gastroenterol 37: 685–700

Müller-Lissner SA, Fumagalli I, Bardhan KD et al. (2000) Tegaserod, a 5-HT4 receptor partial agonist, relieves key symptoms of the irritable bowel syndrome. Gastroenterology 118: A 175

Ryan ET, Kain KC (2000) Health advice and immunization for travellers. N Engl J Med 342: 1716–1724

Steiner TS, Guerrant RL (1997) Infections of the colon. In: Friedman G, Jacobson ED, McCallum RW (Hrsg.) Gastrointestinal pharmacology and therapeutics. Lipincott-Raven, Philadelphia, 249–265

Wharton J (2000) Civilisation and the colon: Constipation as the „disease of diseases". Brit Med J 321: 1566–1589

8 Hinweise für Patientinnen und Patienten

Es ist wichtig, als Patient zunächst die Grundlagen der normalen Verdauungsabläufe zu verstehen und nachvollziehen zu können, dass der tägliche Stuhlgang keineswegs erzwungen werden muss. Er ist kein „natürliches" Erfordernis und die Angst vor der Selbstvergiftung bei weniger häufiger Darmentleerung – der sogenannte *„horror autotoxicus"* – ist ein historisches Relikt.

Arzneimittel sind nur *ein* Baustein des Gesamtkonzepts, um eine chronische Verstopfung zu bessern. Die Werbung für pharmazeutische Produkte in den Medien ist eine wenig verlässliche Quelle der Information, denn ebenso wichtig wie Medikamente sind die richtige Ernährung und andere nicht medikamentöse Maßnahmen.

Andererseits sind gerade bei den Abführmitteln die Gefahren unerwünschter Wirkungen oft übertrieben dargestellt worden. Nebenwirkungen können bei Wahl der richtigen Wirkstoffe weitgehend vermieden oder zumindest stark begrenzt werden. Für diese Fragen ist der Apotheker ein kompetenter Ansprechpartner.

Patientenratgeber in Buchform sind grundsätzlich geeignet, um sich als Patient tiefergehend zu informieren. Allerdings sind sie nicht immer auf dem aktuellsten Stand der wissenschaftlichen Erkenntnisse. Teilweise werden leider auch spezielle Vorlieben der Autoren bei der Auswahl von Medikamenten recht einseitig und undifferenziert propagiert.

Auch das Internet bietet zahlreiche Informationen unterschiedlicher Qualität zu Fragen der Gesundheit. Neben offenen und derzeit noch kostenfreien Portalen bieten immer mehr Krankenversicherungen auf diesem Wege speziell ihren Kunden ausführliche Informationen auch zu Verdauungsstörungen an.

Die Beratung beim Hausarzt ist spätestens dann notwendig, wenn nach einem ersten Behandlungsversuch mit selbst besorgten abführenden Medikamenten die Beschwerden nicht ausreichend gebessert oder gar schlimmer geworden sind.

Ärztliche Untersuchung und Beratung erfordert auch jeder mehr als zwei Wochen anhaltende Durchfall.

Gerade bei Erkrankungen mit Beschwerden seitens des Stuhlgangs wird die Überweisung zum Spezialisten für Magen-Darm-Erkrankungen oft zu lange hinausgezögert, da noch nicht alle Hausärzte über die modernen diagnostischen Möglichkeiten informiert sind. Je besser Patienten sich selber um entsprechende Informationen bemüht haben, desto eher können ihnen wechselnde erfolglose Behandlungsversuche erspart bleiben.

Patientenliteratur (kleine Auswahl ohne Wertung)

Bankhofer H (1998) Verdauungstraining. HERBIG Gesundheitsratgeber, München

Culclasure DF (1998) Anatomie und Physiologie des Menschen, Bd.7,Verdauungsorgane.

Wiley/VCH, Weinheim

Dahlke R, Hößl R (1999) Verdauungsprobleme. Droemer Knaur, München

Ketterer H (1999) Chronische Obstipation. Schattauer, Stuttgart

Lange E (1999) Nie wieder Verstopfung. Mosaik Verlag, München

Maier KF (2000) Verstopfung. Rasche Hilfe: Hausmittel, Tees, Medikamente, Ernährung. Kneipp Verlag, Leoben

Müller SD (2000) Genussvoll essen bei Darmträgheit. Midena Verlag, Rombrock

Gesundheitsinformationen im Internet
(Beispiele, Stand Juni 2001)

- www.abda.de
- www.arztpartner.de
- www.gesundheit.t-online.de
- www.gesundheitsscout24.de
- www.netdoktor.de
- www.patienten-information.de

Sachverzeichnis

(**Fettruck** = Seitenangabe des Substanzprofils)